独 木 回 春

单方验案夜话录

王舒宇　著

全国百佳图书出版单位
中国中医药出版社
·北 京·

图书在版编目（CIP）数据

独木回春：单方验案夜话录 / 王舒宇著 . -- 北京：
中国中医药出版社，2024.4
（求真学堂）
ISBN 978-7-5132-8599-5

Ⅰ . ①独… Ⅱ . ①王… Ⅲ . ①单方（中药）—汇编
Ⅳ . ① R289.5

中国国家版本馆 CIP 数据核字 (2023) 第 240612 号

中国中医药出版社出版
北京经济技术开发区科创十三街 31 号院二区 8 号楼
邮政编码　100176
传真　010-64405721
保定市中画美凯印刷有限公司印刷
各地新华书店经销

开本 880×1230　1/32　印张 12.75　字数 264 千字
2024 年 4 月第 1 版　2024 年 4 月第 1 次印刷
书号　ISBN 978 – 7 – 5132 – 8599 – 5

定价　68.00 元
网址　www.cptcm.com

服 务 热 线　**010-64405510**
购 书 热 线　**010-89535836**
维 权 打 假　**010-64405753**

微信服务号　**zgzyycbs**
微商城网址　**https://kdt.im/LIdUGr**
官 方 微 博　**http://e.weibo.com/cptcm**
天猫旗舰店网址　**https://zgzyycbs.tmall.com**

作者简介

王舒宇，一个理想主义者，一个愿意用中医温暖世界的人。祖籍辽宁凌源，生于黑龙江省哈尔滨市宾县一个偏僻的乡村。幼遭风冷，痊疾未瘥，13岁方得入学读书，21岁开始学习中医。天资不高，但还算努力，攻读不辍，渐入其门。目前执业于哈尔滨。

临证中尽力追求客观地靠近病机真相，经方、时方、验方随需而用，无所偏废。对于慢性疑难病如肝硬化腹水、肿瘤、皮肤病等病的治疗，常采用内外同治的办法，双管齐下，提高疗效。

座右铭：良师难遇，好书无穷。勤读书、多思考，就会不断进步，而进步是人生最大的快乐！

内容简介

　　本书共选录作者对150余例单味药医案的读解，每篇读解主要分两部分，第一部分是作者海量阅读后甄选的古今验案，具体呈现了单方某药在某一病症上的专能。由此延伸出第二部分，即在医案的解读上，没有中规中矩地停留在方药功效与病症的对应吻合上，更多了些"天马行空"的纵向与横向的联想和思考，这恰恰真实生动地体现了读书与临床关系的紧密与灵活，尤其是一些学用和化用的再验案，希望能抛砖引玉，给读者以启发和思索。

王序

我和王舒宇是在 2006 年他来太原参加我举办的易学班的时候认识的。医易同源，著名的唐代医学家药王孙思邈在其《备急千金要方》序言里就提到易与中医的关系，这也使舒宇在研究中医的同时，对中医从易学方面做一些补充。因此舒宇对中医药性的理解更为深刻。

这些年来，一直互相往来，多次见面，我对舒宇的成长比较了解，深深感觉到他是一个不可多得的人才。

舒宇思维敏捷，善于思考，博览群书，非常勤奋，勇于实践，一直在中医的道路上钻研不止。

多年来经他治好的患者不计其数，这体现了他扎实的中医药理论基础与丰富的临证经验。十几年前他就说过要写一本中药方面的书，今天终于与读者见面，书中引经据典，案例丰富，阐述明了，对中医药的研究与应用很有帮助。希望此书不是他的最后一本，再接再厉，今后写出更多更好的医书来！

王虎应

壬寅年秋于太原

赵序

草根医者王舒宇

　　我与王舒宇曾求学于同一位老师，故以师兄弟相称。在众多师兄弟之中，舒宇是最让我佩服和敬重的。

　　舒宇不幸，因家长疏忽，于三岁时患小儿麻痹症，导致终生残疾。直至十三岁时，才在自己的争取和家人的努力下开始上学。他身残志坚，发愤读书，成绩名列前茅，但由于身体的原因，上到高一就不得不中途辍学。在当时的历史环境下，上大学的路被堵死了。他失学不失志，另辟蹊径，重新选择自己的人生道路。经过慎重考虑，他选择学习中医，将成为一名好中医作为自己一生的奋斗目标。他在家人的支持下克服重重困难，参加当时的全国高等教育自学考试，通过刻苦学习，学完了中医学所有规定的学科，以优异的成绩通过了考试，获得了毕业证书。与此同时，先后投师于黑龙江省名医王维昌、刘勤、崔振儒等专家教授的门下跟诊学习、临床实践。经过跟师学习和临床历练，再加上国家正规医师、药师和职称等考试考核的检验和促进，以及他自己不断地主动学习研究，二十多年后的今天，舒宇的中医修为已经到了相当的程度，理论水平和临床能力在同行中都是屈指可数的，是真正坚守在黑龙江民间中医阵地上的"铁杆中医"。二十余年来，他行走于民间，扎根基层，先后在多家医疗机构执业，始终在中医临床一线深耕细作，靠纯中医技能求生存，争发展，治愈很多患者的疾病，造福一方百姓，救人无数。

舒宇平时诊务繁忙，但他二十多年来，白天临床，晚上读书，并且善于总结，勤于笔耕，经常把临床所得、读书感悟诉诸笔端。他的文章时常在他的公众号"医者王舒宇"和中医微信学习群里分享，其中不乏真知灼见。我对他的文章和学术体系已经很熟悉了，但是当他的书稿《独木回春》出现在我的面前，我认真阅读之后，内心的震动还是很大的。

《独木回春》这本书的可读性很强，内容丰富，涵盖了内、外、妇、儿、骨伤、五官、皮肤等多科、多病种。实用性强，雅俗共赏，既可以供专业中医同仁学习参考，又可以供普通读者阅读应用，书中很多药是生活食材或者容易得到的药材，可以直接供百姓应用，有极高的实用价值，能够解决诸多日常生活中身体保健和疾病治疗的常见实际问题，满足各类读者和患者的多层次需要，是一本不可多得、值得一读的好书。

欣喜振奋，特为之序。

黑龙江省双鸭山市饶河县公安局一级警长　赵春杰
　　中西医结合主治医师、执业中药师

2023 年 12 月

自　序

　　就我个人而言，对于一味中药的了解，除了要熟知它的主要功效之外，最直接、具体、深刻、生动的认知来自医案，通常前者叫作药，后者则被称为方。医案中的单味药方剂（即单方）带着强烈的冲击力，常常让人终生难忘。幼时家中一只小鸡的腿不知怎么弄断了，奶奶随便找了根布条把鸡腿紧紧地缠上，每天喂它一点黄瓜子，三天后鸡腿复原，奔跑如飞，就三天。后来我才知道，不管是对人还是其他动物，黄瓜子都有极好的续筋接骨疗效，我自己骨折也因此药而得以较快痊愈。这样的事情耳闻目睹多了，自然而然对单方医案格外多了些关注。当然，后来这方面的积累主要来自阅读。

　　2018 年前后，我断断续续地通读了一遍"五部医话"，也做了一些笔记，读至中途翻阅这些随手记录的文字时我发现，有相当一部分内容是关于单味药的个性化认识及应用医案。临证中遇到相关病例，因为恰好刚刚读过，所以对一些药物我就会有意去试用，有的是完全照搬，有的则是根据原意再延伸使用，这样又有了自己的感受和理解。除此之外，还有一些内容会和我以前的阅读记忆或笔记相关联，可能是与某味中药使用经验的不谋而合，也可能与所治疾病虽毫不相关但正好互为补充，总之是关于同一味药的医案以及解读，因为害怕遗忘，就会随时整理补充。这是本书得以形成的最早原因。

在后来的阅读特别是医话、医案及个人经验集类书籍的阅读中，这种记录和整理就是一种有意识的行为了。于是电脑里那个名为"单方一味案终按"的文件夹中的文章越来越多。所以严格说来，这是我的一本读书笔记。

单方医案所体现的某药在某病上突出的治疗作用，往往在我们所熟知的该药的主要功效之外，如萝卜解一氧化碳中毒、王不留行外用治疗带状疱疹、老鹳草治疗面瘫、白术治疗骨质增生，等等，我都多次验证过，确有可靠疗效，经得起重复检验。这是某些药物的专能。

说到药物的专能，我们不得不提清代大医家徐灵胎，他在《神农本草经百种录》中解释菟丝子时，颇有感慨地说了这样一段话："凡药性有专长，此在可解不可解之间，虽圣人亦必试验而后知之。如菟丝之去面䵟，亦其一端也。以其辛散耶，则辛散之药甚多；以其滑泽耶，则滑泽之物亦甚多，何以他药皆不能去而独菟丝能之？盖物之生，各得天地一偏之气，故其性自有相制之理。但显于形质气味者，可以推测，而知其深藏于性中者，不可以常理求也。故古人有单方及秘方，往往以一二种药治一病而得奇中。及视其方，皆不若经方之必有经络奇偶配合之道，而效反神速者，皆得其药之专能也。药中如此者极多。"以某药的专能治某病，民间的单方使用，大多出于此类，盖无须辨证是也。

医史留名的中医大家也有善用单味药者，如辑复《神农本草经》的清代医家顾观光，素有"一味灵"的美誉，常常是一张处方上只有一味药，但效佳且速。民国医家张锡纯也常用一味药治疗疑难病症，这其中不乏起死回生者，仅《医学衷中参西录》中记载的这样的例子，就有很多。他们对单味药的使用，则是得益于谙熟药性，于临诊之际与理法的无缝对接。

《褚氏遗书》说"博涉知病，多诊识脉，屡用达药"，这是作者习医多年的经验有得之言，也是对其他医者的善意提醒和忠告。对于"多诊识脉"必须通过不断"亲手"感受方可渐渐领悟，而"博涉知病"和"屡用达药"则可间接获得，比如读书。十个医家对于同一味中药有相同或不同但真实可靠的个人经验和感受，读者用心阅读整理后就会对一味药建立起立体化的认识，临证中会有不同的切入使用角度，或用其功效，或用其专能（专能里一定包含着已知或未知的功效）。这是我收集整理这些单味医案的主要动因。

在每一则医案后面，我或者找到相同或相近的医案以说明某药于某病的高效，或者根据相关本草书籍的记载找到一些使用的依据，或者受其启发而联想推断某药还可用于其他一些疾病的治疗，有一些还得到了验证。我这种东鳞西爪的笨拙努力得到的结果，既不完整也不完美，甚至有这样那样的缺点和错误，但只要学其应用或受其影响、启示，哪怕只治愈一病或救得一人，那它的价值就算实现了，我会为此额手称庆。

王舒宇
甲辰年春于哈尔滨

编写说明

一、本书所选医案，主要来自笔者日常阅读的古今医籍及相关笔记杂著、杂志等，少数源于熟人亲见的真实验案及笔者或同道的亲验，皆力求客观准确、真实可信。

二、每题先列医案原文并标明出处，案后文字为笔者的解读。

三、有些篇章的内容在解读部分有交叉，有些又延伸到了标题之外，所以没有做科别或病种的分辑。文章的顺序，即按每篇叙述的单味药拼音首字母的先后顺序排列。

四、每篇题目提示的主治源自所引医案的主治，但不限于此；解读文章未刻意追求格式的统一和叙述语言风格的一致，这样做的目的是尽可能真实地反映笔者读案包括整理时的思考和瞬间的联想，这种真实对读者来说，也许很重要，更具有启发意义。

五、医案来源及引文出处，已随文标明，不

再另出注，亦不再于书后列参考文献。

六、同样是基于真实和尊重原著的考虑，中西医病名未强求统一。

七、关于计量单位，古代医案悉尊原文，现代医案，除极个别外，皆统一以克为单位，标记为 g。

目　录

目录

5

阿胶治抽搐及帕金森

> 一妇人，产后七八日发搐，服发汗之药数剂不效，询方于愚。因思其数次发汗不效，似不宜再发其汗，以伤其津液。遂单用阿胶一两，水融化，服之而愈。
>
> ——张锡纯《医学衷中参西录》

张锡纯在《医学衷中参西录》和血熄风汤条下，列有产后发搐俗称产后风者数案，所治各有不同，有用一味阿胶者，有用山萸肉、山药者，亦有用麻黄、鱼鳔胶者。关于阿胶一案仅仅几句话一带而过，因此，阿胶的滋阴和血息风作用很难给人留下深刻印象。可能是因为较少如此使用的原因，阿胶的息风之功似乎现已完全被补血作用所掩盖。

刘某，女，46岁，1977年9月10日住院。该患者自1950年由于生气和惊吓，开始知觉异常，四肢发麻，刺痛，进而手足搐搦僵直，各关节屈曲痉挛，严重时全身骨骼肌、平滑肌均呈痉挛状态，且呼吸困难，日渐加重。1960年经某医院确诊为甲状旁腺功能低下，经用钙剂、中药等多种治疗，只能缓解。治疗方法：用阿胶15g，每天2次水冲加温内服，服药后自觉舒适，3天后手足全身不抽搐，步态恢复正常，多年无月经，现又来潮，共服2kg，临床治愈出院。（巩成勤《辽宁医药》1979年第2期）

上案是产后血虚抽搐，而此案从多年月经闭止在药后恢复来看，病之始虽为生气和惊吓，其实质还是阴血亏虚导致的痉挛和闭经。

我的一位患者葛大姐，与我聊天中提到她的一个邻居陪同丈夫去找国医大师段富津先生看病，诊治结束后她顺便问段老自己患有帕金森病，可有良方？段先生说此病治起来不易，也并没有给她诊脉，而是告诉她一个偏方，并说坚持久服，也许有效。其方为：取一个鸡蛋在碗里打散，用开水冲成蛋花，趁热加入一小勺阿胶粉融化，每天早上空腹喝一个这样的阿胶蛋花汤。她喝了一个多月震颤基本消失。葛大姐与其在小区里相遇聊天时，突然发现她脑袋不"哆嗦"了，问她是怎么治的，得来方法后，又将其告诉了另一个岁数更大些也患帕金森病的老太太，她的颤抖更为严重一些，共喝了一斤半的阿胶，也明显好转。

古方黄连阿胶汤、大定风珠、小定风珠等，都含有阿胶，也都不时被用于阴虚风动之证。因此用阿胶治疗痉挛、抽搐、颤抖之类风证，似乎不足为奇。但只用一味阿胶取胜，甚至有些病例没有进行辨证，未见得属于阴亏血虚的动风，也以阿胶治愈或取效，这是值得思考和重视的。

巴豆壳治肠麻痹

刘某，女，64岁。1983年10月阑尾切除术后发生肠麻痹症，腹胀及脘，用胃肠减压器及针灸、理疗均不见效，且增心慌呕恶、懊憹欲绝，乃急邀会诊：察其苔薄，切其脉细而滑。因思外治诸法用皆罔效，而内服既违外科治则，又惮麻痹未除反生危殆，反复考虑乃嘱停止一切治疗，唯取巴豆壳10g，切碎和入少量烟丝，分装烟斗，燃火令吸烟气，并徐徐咽下，约吸五六口，即感胸腹窜鸣，上则嗳气，下则矢气，频频不已，懊憹顿失，麻痹遂亦解除。

——李浩然《壶天散记》

李浩然先生极善用巴豆壳，有专文发表在杂志上。其取巴豆壳内服外用治疗胃脘痛、过敏性鼻炎、梅核气、阴吹等多种疾病。他认为巴豆壳性似巴豆而甚平和，且入气分，安全可靠，或单用或复方配伍，曲尽其妙。

吸烟法是中医一个不太常用的治法，但有一些病用好了，可以立竿见影，取效于顷刻之间。我奶奶有老年气管炎慢性咳嗽的毛病，我记得小时候常见她咳嗽不止时即将芝麻大一小块褐色物卷于旱烟中，吸上几口，咳嗽立止，差不多能管 1 天；李可先生将人指甲塞在烟卷里点燃让患者吸，治愈过顽固呃逆。本案利用肺主气，肺与大肠相表里的关系，弃巴豆仁取其壳，化内服为吸烟，将一味峻猛药用得巧妙空灵，又安全有效，令人叹服又给人启发。如果将这个办法用治顽固的便秘应该不成问题，特别是寒性的便秘。举一反三，以此治疗顽固的腹胀、癃病性的癃闭，都可能起到意想不到的效果。

无独有偶，内蒙古祝显明医生亦用此办法治疗过多例粘连性肠梗阻病倒，均获得显著疗效。病例：李某，男，42 岁，患粘连性肠梗阻并发绞窄。经保守治疗 5 小时无效，而行松解粘连手术，5 天后又出现梗阻，且病势危重。中医会诊，与粘连缓解汤（本科内部方）一剂加蜂蜜150g，经胃管注入，但即刻吐出，于是取巴豆壳 0.5g，捻碎掺入一支烟内点燃吸入，50 分钟后排气两次，4 小时后又吸一支，排气四五次，于第 2 天早晨排褐色软便一次，之后呕吐、腹胀、腹痛缓解，继而调理脾胃后痊愈出院。（《中西医结合杂志》1988 年第 8 期）

如果患者不会吸烟，改为将巴豆壳煮水，吸其热气或雾化吸入应该也是可行的。

说到吸烟治疗法，说到巴豆，其实不光是巴豆壳可以燃烟吸入，巴豆仁也是可以的，而且不像我们想象的吞服巴豆那样作用猛烈。有人以此法治愈过牙痛，例如：王某，男，34 岁。患牙疼病已七年，当冬季尤甚，痛时坐卧不安，饮食难进，镇痛药及中药均未效，将巴豆一个去壳研碎（并没有刻意去油），卷入黄烟内点燃吸之，一支烟吸完为度，用此法一次痊愈。这个办法可治各种牙痛，对火牙疼痛效果更好。（芦志敏《黑龙江中医药》1966 年第 6 期）

《丹溪心法》中也有一个巴豆吸烟法，主治喉闭危急，宜开关者。取材既不是巴豆壳，也不是巴豆仁，而是泻下作用最峻猛的巴豆油。方法是以纸包裹巴豆肉压取其油，再用压油之纸作捻子，点灯吹灭，以烟熏鼻中一时许，口鼻流涎，其关自开。

其实巴豆的作用绝不仅仅是泻下通便，它的治疗病种极为广泛，而且很多是急危重症者，使用方法也是多种多样，吸烟法只是其中之一。

白鹅（鸭）血治噎膈

1983年春，我大舅到其儿子家闲坐，值饭，吃了两个菜包，当即觉腹中不舒，归家后恶心、呕吐（同餐其他人都没有不适）。次晨呕吐更重，因召我诊疗。

诊其脉稍数，似有微热，以为小病，为其肌注爱茂尔（意在止吐），其他都是对症疗法，俟其自愈耳。

孰知越二日又来找我，谓病渐重，无论何物，入口少顷即想吐，最多不过半小时即吐出，即使少喝一点水也是如此。同时呃逆，声清调高，连连不止。我疑为肠梗阻，但其脘腹柔软，也无胀痛，体温正常。我心中茫然，只好继续对症治疗，用静脉点滴维持体液，用爱茂尔减轻呕吐。用旋覆代赭汤一剂（觉得应该对症），之后又用过小半夏合丁香柿蒂汤一剂，结果都吐了出来，依然无效。这样又两天过去了。

按其症状，当时考虑类似于西医诊断之幽门梗阻，因为几天来没有大便，所以心中总不能释怀，想证实一下肠道有没有"梗阻"。于是我弄了两粒巴豆，研细，用胶囊装，嘱其于呕吐后吞服。恐其害怕，事前没有告知。说来也怪，这两粒胶囊服下，竟没有吐出来。当夜大下数次，以致虚汗淋漓，几不能支，但呃逆仍不能止。虽然差点出了事，但证实肠道没有梗阻。

面对大舅呃逆连连，汤饮不能入，我束手无策，因和几位表哥商量去县城住院吧，谁知大舅宁死也不同意去住院，几位表哥也面有难色，弄得我也没了主意。

我苦思无良策，呆坐许久，忽忆《新中医》杂志曾载张梦侬老中医论白鹅血治噎膈呕吐的文章。舅父此证虽不是胃癌、食管癌，但现在我所用的中西药都无效，何不作此博浪一椎之试呢？二表哥闻之说：白鹅一时怕买不到，家中有鸭，不知行不行，而且也不是纯白色的。我说：事急矣，鸭也行，杂色也行，只是越快越好。于是二表哥回家取来一只。

因此物腥秽，舅父有难色，不能对着脖子饮用，只好盛在碗中，令其趁热速服之。强服之半，仍想吐，谁知竟吐不出来，于是趁势渐渐少进稀糜粥，亦未能吐出。次日呃逆渐止，调养数日，不药而愈矣。

——郭永来《杏林集叶》

白鹅（鸭）血治噎膈

照作者郭永来先生的说法，本案之所以能在黔驴技穷之际忽又柳暗花明，挽狂澜于既倒，得益于张梦侬老前辈一篇文章的启发。张梦侬（1896—1977），湖北中医学院名老中医。郭永来说的这篇文章，当为发在《新中医》1974年第3期上，题为《胃癌治验一例》。原文如下。

邵某，女，46岁。患者有十多年胃痛史。胃常作痛，纳差，精神疲乏，食后脘中胀闷，甚则呕逆。于1968年7月15日，恶寒发热，先觉脘痛呕血，后则剧痛难忍，经某医院按急腹症治疗无效。

同月19日转某医院内外科会诊，疑为胃穿孔，进行剖腹探查，发现胃癌穿孔，诊为：①胃小弯窦部癌穿孔转移（大网膜、胰腺）；②阑尾炎、腹膜炎、肠梗阻等合并症。对癌穿孔部分进行修补术。因癌肿已经转移，无法切除，腹中肿块高凸，按之痛彻，有阵发性剧痛，时常发作，唯用各种镇痛剂以图缓解，住院20余日出院。

患者于1968年8月12日初诊。自述：终日疼痛难忍，不望根愈，只求缓解剧痛，生活安静。诊见面色呈重病容，痛发则呻吟不绝，神倦，纳差，舌苔白润，脉缓细而濡。此为邪实正虚，祛邪为当务之急，治宜养血散瘀，软坚破结，止痛消肿，予败毒抗癌之剂。

（1）汤剂：代赭石5钱，海藻5钱，旋覆花3钱，煨三棱3钱，昆布5钱，煨莪术3钱，夏枯草2两，赤芍3钱，制鳖甲5钱，白茅根1两，白花蛇舌草4两。加水5磅，煎至2磅，滤去渣，再加蜂蜜2两入药汁中，熬和，分2日6次温服。

（2）白鹅血，乘热服，5至10日服1次（一法：将鹅头宰掉，患者口含鹅颈，吸吮热血。据临床观察，饮食吞咽困难的患者饮热鹅血，绝大多数都不吐。如白鹅难得，白鸭亦可，效力相同。二法：可将白鹅尾毛，或白鸭尾毛，捋下来，放于瓦盆或瓷盆内，火烧成炭，未烧透的再烧，研极细，分3次，调入米汤或稀粥内，须少吃，适量）。并嘱患者忌吃发疮动火的食物，如忌辛、辣、酒类等。

9月11日二诊：患者自述服药及饮白鹅血后，至今一个月，痛减大半，腹中肿块渐消，饮食增加，精神好转，汤药加陈皮3钱，白鹅血照服。

11月8日三诊：患者自述近两月来，经服中药25剂，饮热白鹅血9次，腹痛早平，饮食二便正常，精神体力渐复。诊见腹部柔软，重按不觉肿块，亦不作痛。汤药加南沙参5钱，续服10剂。

1969年1月10日四诊：患者自述右季肋时作刺痛，腹平软，按之无异，处通络补虚汤药5剂。

后患者多次去医院复查，未发现包块及癌灶，治愈！

张梦侬先生这例成功治疗胃癌的验案，是中药汤剂与白鹅血同用，貌似很难说鹅血到底起了多大作用，但事实并非如此，张梦侬对鹅鸭血治噎膈（包括胃癌、食管癌）有极为深入的研究和广泛的应用。在1973年第4期的《新中医》杂志上，他还发表过一篇成功治疗食管癌的验案，也是汤剂与鹅血同用，他在处方的同时还不厌其烦地交待患者：鹅肉煨汤食，鹅尾毛烧炭调服。并说明，如无白鹅，白鸭亦可。该患者被治愈后，随访七年，体健如常，并正常参加劳动。该患者还曾抄此方与其他食管癌患者，照法服用，有肯定的疗效。

这两篇文章发表之后，很多读者和肿瘤患者给张梦侬写信询问中草药和白鹅、白鸭血热饮治疗噎膈、食管癌、胃癌的相关问题。于是，81岁高龄的张梦侬抱病撰就长文《关于鹅鸭血治噎膈与胃癌的几点看法——致读者信》，发表在《新中医》1976年第6期上（第二年张老便去世了），将鹅血鸭血治噎膈（肿瘤）的来龙去脉说得清清楚楚。

用白鹅血治噎膈，始见于清代《张氏医通》卷四："王御九仲君，因惊恐受病，时方晚膳，即兀兀欲吐而不得出，遂不能食米谷，虽极糜烂之稀饭粥，入喉即呕出，然肉汤面食皆无阻碍，医家皆不知为何病，虽牛黄、马宝、虎肚、猫胞，投亦无益。历时八月，忽遇一人，谓此病非药可除，合用生鹅血热饮之，一服便安。即宰一鹅，取血热饮，下咽汩汩有声，忍之再三，少顷，吐出瘀血升许，中有血块数枚，是夜小试糜粥，竟不吐出，其后从少至多，能食米谷遂安。"

又云："先是有人患此，绝粒（不能食米谷）三载，得此法遂愈，其后中翰金淳还公郎，太史韩慕庐东坦，咸赖此法霍然，远近相传，凡噎膈呕逆，用之辄效。当知噎膈呕逆，虽属胃中血枯，若中无瘀结，何致捍格不入，故取同气相求之力，一涌而荡散无余，真补中寓泻之良法。详鹅血治噎，可以激发胃中宿滞，则生鸭血未为不可，生黄牛血亦未为不可，总取以血攻血，而无峻攻伤胃之虞。"可见在张路玉撰书之前，以此法治愈的噎膈，已有多人。

以上为医学著作，另有案见于古人的笔记小说，如《觚賸》第八卷："武昌小南门外，献花寺僧，自究，病噎百药不效，临没，谓其徒曰，我罹此患，胃中必有物为祟，逝后，剖去殓我，我感之入地矣。其徒如教，得一骨如簪，取置经案，久相传示。阅岁，适有戎师寓寺，从者杀鹅，未断其喉，偶见此骨，取以挑刺，鹅血喷发，而骨遂消灭。自究之徒亦病噎，因悟鹅血可治，数饮之，遂愈。偏以此方授人，无不验者。"此案传播较广，《香祖笔记》《续名医类案》《冷庐医话》等皆有收载。

前面所引医案及分析为张梦侬之所读，另有其所见及早年的应用："回忆1907年，吾读书乡塾，才12岁，塾师夏瑞卿先生颇好医术，其同乡有一爱好拳术者刘干臣患噎膈病，已水谷不能入喉，前来就诊，先生未予药方，只教以喝生白鸭血而去。经月余，刘复来，云先是水米不能下咽，自分必死，恐鸭血亦难吞下，姑且决心试服，不想竟能顺利吞咽无阻，喜出望外，如是试进稀粥，也未吐出。因而每日服生白鸭热血一次，更喝鸭汤，连服十余日，病已完全恢复，特来致谢。并请告知此方来源，先生笑谓系早年应考，得之于房东一老媪，并言屡用皆效。后十多年来，刘干臣曾在我乡传授拳术，常谈及白鸭血治好自己哽噎病，并思念夏先生不已，至今我乡父老尚有知其事者。1934年，我在河南郑州西敦睦里执行中医业务时，曾用此法加五汁安中饮，治愈一陈姓妇女的噎食病。后于1945年在西安市曾见此妇依然健康无恙。"

《本草纲目》引苏恭："鹅毛烧灰酒服，治噎疾。"《本经逢原》说得最清楚："鹅血，能涌吐胃中瘀结，开血膈，吐逆，食不得入，乘热恣饮，即能呕出病根，以血引血，同气相求之验也。"

张梦侬总结：白鹅血、毛与白鸭血都有解毒、消坚、活血、逐瘀和治噎膈病的作用。

也许是有人注意到了张梦侬的报道，也许是民间这样治愈噎膈的例子那个时候广泛存在。不久，即有人将鹅血制成了鹅血片，这样改变了剂型，就极大地方便服用了，据说也有一定的疗效。但现在这个药在市场上并不容易见到，我觉得可能还是疗效不尽人意。鹅血热饮，甚至要求对着鹅脖子直接喝，连器皿都不沾，这是前人留下的传统也是经验。制成了片剂，用现代的话说，可能就失掉了某些生物活性，当然影响疗效。成分当然没变，但唯成分论是有悖中医医理的。本书中的许多案例都强调用鲜药，这是有原因的。

张梦侬的系列文章在杂志上刊登之后，陆陆续续有许多人发表了鹅血治疗肿瘤的报道。而云南名医来春茂先生的文章，尤为引人注目——《白鹅血治癌别具新法》。

"1974年名老中医张梦侬在《新中医》第3期发表了白鹅血治癌的病例后，我曾采用他的方案治疗一例确诊为胃幽门窦部癌的患者，疗效良好。每当他来诊时均诉说购买白鹅困难，并且价昂，服用亦不方便，但饮白鹅血后，自觉胃脘舒适，故能坚持先后宰白鹅14只（张老介绍的方法：一人将白鹅两翅及两腿紧握，另一人将其颈宰断后，令患者口含颈部饮其热血，为7日1次）。患者未服白鹅血及汤药前，已瘦削如柴，因进食稀少，食后胃部撑胀疼痛，甚则呕吐夹有血液的食物，经治疗4个月余，饮食每餐能进3两（150g），肌肤日渐润泽，面有喜色，症状逐步消失，观察两年一如常人，仍参加农业劳动。

1984年，余诊治我院李医师之母，68岁，因患直肠癌，经X射线摄片检查，已发现肺部有转移病灶，故未行手术。患者面容憔悴，食少纳呆，胃部冷痛，大便赤痢状，口臭并咳逆稠痰，带有血丝，咽干舌燥，苔黄垢腻，脉沉细，梦多烦躁，小便短赤。我用白鹅血配合中药汤剂，令其服至1985年4月，患者精神良好，饮食增至如往常一样，咳嗽、胸痛、血痰已消失，经胸片复查，肺部病灶未见发展，每日解大便一次成条状，清晨能坚持步行锻炼。

白鹅血的服法：只需两只大白鹅，每周轮换一次，在翅膀内侧找较粗的血管抽血，每次可取鲜血50～60毫升，抽后取下针头，趁热注入口内，徐徐咽下。如此一年来，两只大白鹅仍健壮地生活着。"（来春茂《长江医话》）

来春茂首先声明他是学自张梦侬，君子不掠人之美；其次他的治疗范围已经超出了食管癌和胃癌，用在了直肠癌肺转移的患者身上，并且取得了可喜的疗效；再次，他采用了鹅血活取的办法，在不影响疗效的前提下，既保障了血源，又避免了直接对饮一般人难于接受的血腥。

2012年左右，我去给一个老病号往诊，诊后闲聊中，患者的老伴对我说起一件事，她家的一个亲戚得了肺癌，因为家里条件很差，确诊之后就放弃治疗回家了。有一个前去探望的亲属给出了个偏方，就是生喝白鹅血。反正没有其他什么好办法，又花不了多少钱，就死马当活马医试一下吧。出人意料用了白鹅血之后，情况慢慢好转，后来又活了很多年。当时我对这一道听途说的验案并未在意，现在对照来春茂先生的治例，益信其真。白色，不是正对应肺么！肺与大肠相表里，所以来春茂先生用于直肠癌，也有道理。

当代知名中医肿瘤专家王三虎很是推崇雄鸭抗癌，言其滋阴利水有殊功，与他提出的"燥湿相混致癌论"的观点颇为吻合。他未申明必须是白色，但强调了要雄，那是不是白色雄鸭更好呢？也许！

郭永来治舅父呕逆案（此案为肿瘤的可能性较小），在没有条件挑拣的情况下，无鹅用鸭，无白用杂，雌雄未计，也成功了。能满足条件更好，受其他因素限制，退而求其次也未必不成。临时权宜，贵在变通，亦属中医之"活法"。张路玉也说了：关键在血，以鲜血治瘀血也。

白矾治腹泻（霍乱）

1971 年某日，我因突然恶心、肠鸣、轻度腹痛、腹泻，想到白矾外用能收敛燥湿，内服是否有效的问题，急取玉米粒大白矾两块，白开水冲服。不久肠鸣停止，诸症皆消。以后又试治十余例腹泻较重的急性肠炎和消化不良的病人，皆收良效。自 1973 年夏以来，我将白矾制成片、丸剂，治疗数百例急性腹泻（流行性腹泻、过敏性肠炎、急性非特异性肠炎、小儿单纯性消化不良）及慢性腹泻（功能性腹泻、慢性肠炎），均取得满意效果。但对菌痢、伤寒等感染性腹泻未效。

——张云泰《山东医药》1978 年第 8 期

没事的时候，我愿意去看架子上那些饮片，就像看书一样，有时候觉得它们比书更具体也更深邃，更富想象，更有温度。我凝视着白矾，这白色晶体，难以想象它进入人体到底发生了怎样的变化，会产生那样奇妙的效果。这也是我近年来使用频率逐渐增多的一味药，不仅仅是外用治疗外科病，也常用内服的办法来治疗内外科许多疾病。

《神农本草经》明言矾石"主寒热泄利"，但据我所见，临床真用它来治疗泄泻的医生并不多见。而有农村生活经验的人对此应该并不陌生，谁家孩子若是拉肚子了，大人常常是让喝一点白矾水，效果往往立竿见影。

同样是《山东医药》杂志，在 1979 年第 7 期上，一个叫刘焂文的人对上文做出了回应：1978 年第 8 期刊登的《白矾的应用》，读后很受启发，经试用于临床，共治疗 112 例腹泻，除 4 例无效外，其余均在服药 1～2 次后痊愈。

举例：女，17 岁，于 1978 年 9 月 8 日患病，胃腹胀满，干噫食臭，腹痛拒按，肠鸣，大便稀薄，当天排便 6 次，急来诊治。予以痢特灵 0.1g/ 片，每日 3 片，麦芽片 0.5g/ 片，9 片，各分 3 次服。9 月 19 日复诊：服药后病势不减，排便次数增加，纳呆，恶心欲吐，口渴。当即给以白矾碎粒 3g，即服 1.5g，服后半小时症减，始有欲食感。4 小时后再服 1.5g，服后半小时诸症皆除而愈。

他最后总结道：白矾味酸涩性寒，既能收敛，又能除热。本方对食积作泻、暴泻、湿泻等有药到病除之功，对前者效果尤好。一般在服药后 10～20 分钟症状即减。但对虚证、寒证所致腹泻无效。

白矾止泻，只要不是虚寒或寒湿之泻，都会有桴鼓之效，包括霍乱之泻。我们来听一听一位老人的口述："我就用这个治疗过一个病人，白矾这个药非常好。真正的霍乱拉得什么样呢？不是一般的屎，屎是看不到的，就是红水汤啊！那是没完没了，要不这人怎么渴呢？就是这个白矾挺好。白矾这个东西是挺苦挺酸，可是这个病人喝下去呀就好了。我那是没办法了，来我家里头。因为那时我病了，打算在家开一个小药铺算了，养老。好，到那儿找不到房子。那时候我在北京认识一个姓马的大夫，他以前在华北医学院。他直接跟我说，您老把我带去吧，我在这也搞不来饭吃。那时来北京考取的大夫，在家搞这个，自己开业是不很好的，没人找。他直跟我说，那我说'好吧'。我就带回去了，带回去没等帮他往外介绍事，他在我家住着，嗯，他就得了霍乱。他找我，我在楼道上住，他在楼底下。他就招呼我，他说'不好'，我说'怎么了？''我霍乱了！'那阵沈阳闹得最厉害。那时就是一两点钟的时候，从外面买药也来不及了，那时市面上还很不太平，我说怎么办呢？还不敢声张，一声张这一家人就坏了，就要被隔离开了。我说得了，就去厨房，问有没有白矾，我家说有，我就弄了一大块，浓浓地给他弄了一大碗，我说你喝了吧。他就喝了，喝完他就好了。你看这个东西，这个我有亲身体会，白矾这个药最好。"

这是经方大师胡希恕先生《伤寒论》讲座的录音整理，非常口语化，为了忠实原作，我未做任何删减和整理。这段是他讲到《辨霍乱病脉证并治》篇的时候，提到了这样一个医案，在《伤寒论》原文中张仲景并没有用白矾治霍乱的记载。可见此案给胡希恕留下了深刻的印象，所以他反复地说，白矾这个药好。

白矾性味酸寒，外用杀虫止痒，内服止泻、化痰。白矾在皮肤科外用比较多，其实内服用好了，疗效极为惊人，确像胡老所说，是一味好药。但居然可以用来治疗霍乱，且是一剂而愈，其疗效着实令人惊叹。同时也为我们的临床留下了巨大的想象空间：能治霍乱，那么治疗疫毒痢当在情理之中，那么其他传染性疾病导致的腹泻呢？比如新型冠状病毒感染导致的腹泻，是否可以考虑？这里还有一点值得深思：白矾治霍乱一剂而愈，说明其功不在酸涩收敛，至少这不是主要的。那起主要作用的是什么呢？也许是杀虫？

白茅根治水肿

一妇人，年四十余，得水肿证。其翁固诸生，而精于医者，自治不效，延他医诊治亦不效，偶与愚遇，问有何奇方，可救此危证。因细问病情，知系阴虚有热，小便不利，遂俾鲜茅根煎浓汁，饮旬日全愈。

一媪，年六十余，得水肿证。医者用药，治愈三次皆反复，再服前药不效。其子商于梓匠，欲买棺木，梓匠固其亲属，转为求治于愚。因思此证反复数次，后服药不效者，必是病久阴虚生热，致小便不利。细问病情，果觉肌肤发热，心内作渴，小便甚少。俾单用鲜白茅根煎汤，频频饮之，五日而愈。

一妇人，年四十许，得水肿证。其脉象大致平和，而微有滑数之象。俾浓煎鲜茅根汤饮之，数日病愈强半。其子来送信，愚因嘱之曰：有要紧一言，前竟忘却。患此证者，终身须忌食牛肉。病愈数十年，食之可以复发。孰意其子未返，已食牛肉，且自觉病愈，出坐庭中，又兼受风，其证陡然反复，一身尽肿，两目因肿甚不能开视。愚用越婢汤发之，以滑石易石膏（用越婢汤原方，常有不汗者，若以滑石易石膏则易得汗），一剂汗出，小便顿利，肿亦见消。再饮白茅根汤，数日病遂全愈。

——张锡纯《医学衷中参西录》

白茅根味甘寒，祛邪不伤正，能清热、利尿、逐瘀、止血。现代药理学证明其有明显的降血压作用，因而有人将其用于急性肾炎的治疗，张锡纯此三例皆为疑难病之水肿，亦有现代医学肾病之嫌。第一例屡治无效；第二例反复发作，病情缠绵，几近危殆；第三例因食牛肉复发，则更似肾病，民间素有肾病忌食牛羊肉、忌盐之说。

张锡纯这样解释："白茅根：味甘，性凉，中空有节，根类萑苇而象震（《易·系辞》震为萑苇），最善透发脏腑郁热，托痘疹之毒外出。其根不但中空，周遭廾上且有十二小孔，统体玲珑，故善利小便淋涩作疼，因热小便短少，腹胀身肿。"除了从性味的角度分析，更从《易经》比类取象的角度简述其具有良好透发、通透作用的原因。这种解释在中草药的运用上并不罕见。

张锡纯无论是治发热还是治水肿，都喜用鲜白茅根，用法为：掘取鲜白茅根一斤，去净皮与节间小根，细切。用水四大碗煮一沸，移其锅置炉旁，候十数分钟，视其茅根若不沉水底，再煮一沸，其汤即成。去渣温服多半杯，日服五六次，夜服两三次，使药力相继，周十二时，小便自利。

仔细阅读这段张氏不厌其烦反复说明的煎服法，我们会发现，除了茅根要鲜之外，煎煮一定不能太过，茅根沉入水底即可，这应该是张锡纯的独家心法。另外还须大量频饮，一日夜须饮近十次，待小便利则愈。

白茅根利小便，消水肿，止血尿、降血压，确乎可以治疗肾病，现代也有用白茅根治肾炎的报道，但大家几乎一致认为只对急性肾炎有效。不过从张氏这几则医案来看，似乎并不尽然，或许与我们没有严格按照张氏之煎服法去做有关，因为在临床中为求方便，以干代鲜，以煎药机代手工以至于煎煮过度的做法实在是太普遍了。

方群等报道了非止一例急性肾炎伴水肿、贫血等，采用鲜白茅根治疗，并完全承袭张锡纯的煎服方法，每日取大剂鲜白茅根500g，加水4大碗，缓火煮一沸，移其于炉旁，静候10余分钟，视其沉底汤即成，分7～8次服用，药汁过夜不用。仅此一味治急性肾炎，疗效显著。(《中级医刊》1958年第10期及第107期）

在当代医家中万友生先生亦善用白茅根治疗水肿，有验方白茅根汤传世，此方仅三味药：白茅根、薏苡仁、赤小豆，多加味运用或与其他方合用。在《万友生医案选》中收有验案多篇，并有万先生的方解。万先生没有强调白茅根鲜用，用量一般在30～60g。

白英善治妇科病

一中年妇女，患急性盆腔炎，形寒热，体温
39.5℃，尿频、尿痛，小腹阵发性痛，在当地中心
医院用抗生素治疗3天，除体温有所回落外，余症
依然，且增胃脘胀、呕吐，证情加重而转诊中医。
余见其舌淡苔白腻，脉迟缓，显然系中寒之体感受
湿毒蕴结下焦，宜温中化湿解毒，遂处以白英50g，
加生姜3片煎服，竟1剂知，3剂愈。

——柳育泉《中医临床思辨录》

白英早在《神农本草经》中就有记载，且被列为上品：
"味甘寒，主寒热，八疸，消渴，补中益气。"看上去是一味
有滋补作用而又能清热解毒利湿的好药。但奇怪的是，不知
什么原因自古以来这味药的使用概率就非常低，陶弘景在
《本草经集注》中说该药"诸方药不用"，可见在南北朝以
前，此药就已经被弃用很久了。后世本草书中虽偶有记载，
但医家使用于临床者，寥寥无几。直到现代，实验药理证明
白英有抗癌作用，开始较多地被一些医家应用于肿瘤的中医
治疗。

柳育泉先生为浙江景宁人，景宁是我国唯一的畲族自治

县，畲乡俗称白英为"苦茮草"，当地民间相传本品味苦，微温，具有发散风寒、利水通淋、散瘀止痛之功。凡产后感受风寒，或因恶露而腹痛、产褥热、乳腺炎等，每以本品煎汤冲红糖内服而取效。因其性平和，不燥不烈，颇适宜产妇服用，故被誉为"妇科圣药"。也被柳育泉先生广泛用于病毒性肝炎、急性肾炎、尿路感染、盆腔炎等病，且均取得了良好的疗效。上案据其病症及舌脉表现，柳先生诊断很清楚也很准确——虚寒之体感受湿热蕴结下焦，若用其他清热解毒中药，邪未解恐怕更伤中阳，投鼠忌器。能用一味白英解决这样的矛盾病机，足见对药物的了解极深。而且从柳育泉先生的记述中也不难看出，该地对白英的理解和把握与《神农本草经》的记载是一致的。

以后治疗肿瘤，特别是妇科肿瘤，白英有了更多被考虑使用的机会，尤其是体呈虚寒又合并炎症表现的时候，而不必虑其苦寒伤及脾胃。

我后来翻阅了一些地方本草和民族本草书籍，如《浙江民间草药》《闽东本草》《贵阳民间草药》《滇药录》《民族药志》等，都收录有白英，且所治范围很广。可见，民间的沃土上一直都开着灿烂的中医药之花。它们早就存在，只是我们不知道而已。

白芷治头痛

　　王定国因被风吹，项背拘急，头目昏眩，太阳并脑俱痛，自山阳挐舟至泗州求医，杨吉老既诊脉，即与药一弹圆，便服，王因疑话，经一时再作，并进两圆，病若失去。王甚喜，问为何药，答曰：公如道得其中一味，即传此方。王思索良久，自川芎、防风之类，凡举数种，皆非，但一味白芷耳。王益神之。此药初无名，王曰：是药处自都梁名人，可名都梁圆也。大治诸风眩晕，妇人产前产后，乍伤风邪，头目昏重，及血风头痛，服之令人目明。凡淋浴后服一二粒甚佳。暴寒乍暖，神思不清，伤寒头目昏晕，并宜服之。香白芷，大块，择白色新洁者，先以棕刷刷去尘土，用沸水泡四五遍。上为细末，炼蜜和圆，如弹子大，每服一圆，多用荆芥点腊茶细嚼下，食后。常用诸无所忌，只干嚼咽亦可。

　　　　　　　　　　——王璆《是斋百一选方》

　　有人考证过，文中的王定国是宋代的一位画家，而且还是苏东坡的好朋友。杨介，字吉老，宋代名医，同时也是著名诗人张耒的外甥，自幼聪颖，写了很多医著，可惜都没有传下来。

白芷自然是可以治疗头痛的，这个没有问题。但现在我们一般认为白芷是阳明经的引经药，治疗的头痛以眉棱骨痛为主要表现，白芷能祛风排脓，所以鼻窦炎引起的头疼，我们经常用到白芷。面部主要是阳明经循行的部位，所以白芷自古以来都是一味祛斑美白的常用药。

可是王定国的头痛部位偏偏不是面额部，而是以太阳穴和颈部为主。而杨吉老就是用一味白芷生生给治好了，而且还是一服搞定快速治愈。我们不知道杨吉老的辨证依据是什么，反正明医辨证常常出人意料之外，要不然怎么会有常人所不及的效果呢！

王定国本来患的貌似不是什么大病，非要舟车劳顿，去几百里以外找杨吉老，推测此前在本地应该治过，但没治好，不得以才去外地求医的。读这个医案的时候，我就在想，我们这些俗手，可能都按太阳经或少阳经去治了，所以都没治好。这个结果一定也大出王定国的意外，要不他怎么那么惊奇呢？而且这人肯定也是懂医的，他猜的这两味药，防风入太阳经，川芎入少阳和厥阴经。料想让他自己治，也得这么治。这再一次让我们觉得，中医真是深不可测啊！

其实王定国说的第一味药川芎，真的是治疗头痛的最常用药，我估计使用率远在白芷之上。清人陈士铎治疗头痛，方方不离川芎。

在《是斋百一选方》里，还有一张白芷的单味方验案，也很神奇。一人患瘾疹30年，白芷以针刺烧灰存性，温酒调服2钱，3服而除根。可惜作者没有说这是谁的医案。

关于杨吉老使用白芷，还有一个传说：江南某富商之女患严重痛经，每值潮汛，痛不可忍。久治不愈，万般无奈之下，富商打算携女远赴京城求医，后偶遇杨吉老，又是妙施都梁丸，一剂知，二剂已。

其实现代人将白芷用治各种妇科病的概率很大，比如痛经、带下病、子宫肌瘤、卵巢囊肿、乳腺增生等。我还看到有报道说，白芷通乳效果很好，一味白芷散外用治乳头皲裂等。所以白芷更是一味妇科良药。

白术治骨质增生

李时珍在《本草纲目》里谈到白术这一条时，引用了张锐《鸡峰备急方》的一则案例："察见牙齿日长，渐至难食，名曰髓溢病。用白术煎汤，漱服即愈。"

大家看到这个案例，你的第一感觉是什么呢？我想很多人会不相信。牙齿长到一定程度就定型了，怎么会越长越长，以致进食都困难呢？这太离谱了。即便有这个髓溢病，牙齿那么坚硬的东西，怎么用白术漱漱口就能缩回去呢？简直太不科学了。但，我不这么想，我首先是相信它，然后再来思考它的道理。这个病名很有意思，牙齿为骨之余，由肾所主。肾主骨生髓，骨与髓乃是异名同类的东西。牙齿日长，就好像是髓满了在往外溢一样，所以叫作髓溢病。

现在要考虑的是这个牙齿为什么会日渐长长？髓为什么会往外溢？这一定是约束骨、髓的这个系统出了问题。骨、髓由肾所主，肾为水脏，故骨髓亦属水类，明白了这层关系，就知道对骨、髓的约束功能是由土系统来完成的（土克水），现在土系统出了问题，土虚了，当然就会发生水溢，当然就会发生髓溢。髓溢了，牙齿自然会日渐变长。这个道理明白了，用白术来补土制水，控制髓溢，就是十分简单的事了。这是我对髓溢病及其治疗的思考过程。

1991年接治一位跟骨骨刺的患者，患者的双跟都有骨刺，疼痛厉害，以致足跟不敢落地，要踮起脚来走路，所以生活感到很困难。我按常规的思路，用了补肾的方法，也用了活血、除痛、蠲痹等其他方法，但，都没有获得明显的疗效。正在我感到进退两难的时候，突然想到了上面的这个案例。骨刺也叫骨质增生，是由于钙流失到骨面，形成骨性赘生物所致。骨钙流失形成赘生物这与髓溢有什么差别呢？应该没有差别。于是我如法炮制，用白术煎汤，让患者浸泡足跟，每日二三次，每次20分钟。出乎意料，不数日，痛即大减，足跟能够落地，坚持近月，病即痊愈。

——刘力红《思考中医》

以前我一直把《本草纲目》当作工具书，需要查某味中药的时候才翻出来。就是看了这篇文章以后，它才长居案头，想着没事的时候或抽空翻上一二页，但实际上它只不过换了个位置，翻动的次数并没有增加。

刘力红先生受《本草纲目》转载的这则医案的启迪，由髓溢病引申到治骨质增生，取得显著疗效。我又效仿刘力红先生，用超大剂量白术（最少200g）稍加味或不加味，水煎外洗治疗跟骨骨刺多人，无不奏效，最快者一夜痛如失。有人曾在痛除后去拍过片，发现骨刺还在，只是痛不再作，或再发作已是许久之后，再用此方，仍效。

2016年，我一个同学的踇囊炎发作，大脚趾与脚掌连接的关节处外突肿胀、疼痛难耐，行走艰难。刚好遇见我，问可有良方治此病，实在不行就去手术了。我告诉她，治这个易如反掌，彼则视我吹牛，我告诉她3天愈后请我吃饭即可。她又说中药苦涩实在难以下咽，我说绝不口服，当即书生白术300g，威灵仙50g，水煎浴足，每日2次，每次1小时。两天病愈，至今3年未再复发。至于其理，与骨质增生一样和髓溢病相似，故以此方取效。

白术治心气不宁

景州戴典言：少尝患心气不宁，稍作劳则似簌簌动。服枣仁、远志之属，时作时止，不甚验也。偶遇友人家扶乩，云是纯阳真人。因拜乞方。乩判曰："此证现于心，而其源出于脾，脾虚则子食母气故也。可炒白术常用服之。"试之果验。

——纪昀《阅微草堂笔记》

扶乩，是一种带有巫术色彩的占卜方法，在扶乩过程中，需要有人充当神明的化身，称之为乩身，东北的"跳大神"与其有相似之处。神被请来之后，信徒可向其询问疑难，乩身在沙盘上写下文字或是符号，即为神明的回答，另有解读之人讲解给信徒听，即为乩判。

本案中被请来的神借乩身之口，自称是纯阳真人吕洞宾。不仅给了药方，还说明了病因，其所述子食母气云云，颇合医理，至于患者是否属之，因案中未述过多脉证，也不好说，反正吃了白术之后确有效验。或是真赖白术之功，或是因神人告知可疗，内心宽舒，疾病向愈也未可知。白术为健脾补气之要药，气血充足自可补心之虚。苓桂术甘汤、四君子汤、归脾汤等方中皆有白术，诸如此类方确可疗心悸，然病机又各有不同，临证之时，需细分辨。

占卜求医不仅在古代有，在现代也不罕见。我记得上学时就遇到一例，时间大概是 1996 年的夏秋之季，我和其他一大群学生众星捧月般挤在王维昌先生那间并不算宽敞的诊室里，有一五十多岁的妇人，在门外徘徊许久之后才迟疑不定地缓步走进诊室，试探性地问王先生可治舌痛否，因王先生是妇科名医，而她要治的是内科病，故有此问。向以辩才和幽默著称的王维昌先生笑答：除了你的豁牙子（缺齿）我治不了，别的都治。

这位妇人苦舌痛多年，舌鲜红无苔无膜，多方医治不效。无奈之下，有一天在街边向一术士问卜，此病尚可医否？摇钱起卦，算卦人斟酌半晌答道：西去二三里，有一人可愈你疾，此人为一男性老者，六十左右，瘦高个儿，戴眼镜，善言辞。她在半信半疑之下向西走了一段，有两家医家并立，舍西医取中医，于是进了中医学院附属二院（现称中医大二院）的大门，但转遍了门诊大楼，唯王先生最符，却是妇科医生，故有迟疑之色。学生们瞪大了眼睛，无不啧啧称奇，方位、年龄、形体特征无一不符，尤其是善言辞一条，更是准确，王维昌素有"铁嘴"之称。王先生听后哈哈大笑，面呈得意之色。

后来的事实也证明王先生果然没有让她失望，略施妙手，不久即有明显起色，再后来如何，我便忘记了。如今王维昌先生已作古有年，这件趣事与其人一样生动，常浮眼前。

宋孝志先生有一案，也是用一味白术治疗心悸，可与此案互参。某人西医诊为房颤，证见心慌，如有人将捕之状，腹满，大便溏薄，脉大而疾，舌质淡，苔有剥脱，质胖大有齿痕，脾虚之候，与一味白术汤：白术 30g。三服后症稍减，大便已不溏，加白术为 60g，连服 30 余剂而症已。

败酱草治淋病

刘某，男，35岁，1989年8月16日初诊。自述有不洁性交史，近10天来尿急，尿频，尿痛。尿道口有黄色分泌物流出，曾肌注青霉素每日240万单位，口服氟哌酸胶囊每日0.9g，连续治疗7天，无明显效果。尿液涂片检菌可见中等量革兰染色阴性的淋病双球菌；尿常规检验：蛋白（＋），白细胞（＋＋），红细胞（＋），上皮细胞少许。舌质红，苔薄黄，脉弦数。即用败酱草50g水煎服，另用败酱草100g水煎冲洗外阴，每日1剂。治疗5天，诸症明显好转，又继续治7天，尿液检菌阴性，尿常规也恢复正常，病告痊愈。

——李延培《中医杂志》1991年第8期

败酱草清热解毒、消痈排脓、祛瘀止痛，可用于多种感染性疾病，特别是化脓性或有黏液及分泌物增多者，如鼻窦炎、肺脓肿、阑尾炎、肠炎、肛周脓肿、妇科炎症等，都可在辨证方药中大剂量使用，疗效一般都不会让人失望。在这一点上我觉得败酱草和鱼腥草的功效极为相似，似乎完全可以相互替代使用。

但这些都只是其常，败酱草还具有一些少为人知的独特功效。刘方柏在《大明本草》看到败酱草可治胬肉攀睛，于是举一反三地移治于前列腺增生获大效。中医肿瘤专家王三虎先生受《药性论》说败酱草"能化脓血为水"的启发，用治于白血病，亦多有效验。中医人当如是多读善思，才能在古人的论述中不断有新的发现，带来新的启示。

败酱草无论是鲜品还是干燥品，非重用不能取效，轻则一两，重则数两甚至一斤。

半枝莲治肝癌及腹水

　　柳某，男，46岁。于1967年患传染性肝炎。1970年突发黄疸，腹泻，鼻衄，伴有低热，自发性肝区疼，上腹部包块隆起迅速增大，食欲减退，消瘦。检体：肝上界第5肋间，肋下3cm，剑突下11cm，质坚硬呈巨块结节状，触痛明显。超声波：束状波，迟钝。胎甲球（＋）。肝功：谷丙转氨酶300单位，麝浊14单位，锌浊20单位。经用半枝莲治疗（治疗方法：半枝莲每天120～180g水煎服）后症状消失，肝剑突下缩小至3cm，肋下缩小至1cm，质地光滑、软。体重增加12kg，肝功正常。超声波复查癌波消失。胎甲球（＋）。出院上班工作，随访2年无变化。

——吉林市第二人民医院肿瘤小组
《吉林医药》1973年第2期

　　半枝莲《本草纲目》未载，在同为明代人、稍晚于李时珍的陈实功所著的《外科正宗》中最早出现半枝莲的名字，但这味药更多地还是在民间被广泛使用，主治功用不外乎清热解毒、散瘀定痛、消肿利水。近年来，与白花蛇舌草一起作为常用抗癌药对，为人们所熟知。

半枝莲利水消肿作用较强大，但又不像牵牛子、甘遂等那样峻猛，特别是对肝病所致的腹水，若能准确使用，常能收到满意疗效。

刘某，男，50岁。就诊前曾以肝硬化并腹水住内科，经腹穿引流出肉眼血性腹水，病理检查找到癌细胞，B超及甲胎蛋白均支持为肝癌。诊见面色黄垢，目睛黄染，腹部胀大，腹皮绷急，撑腹拒按，脉络怒张，下肢浮肿，烦躁不安，口苦口臭，食后胀甚，大便溏垢，小便赤涩。舌尖边红，苔黄腻，脉弦滑。腹围140cm。前医曾予五苓散、导水处方，诸症未见改善。非集清利湿热、化瘀逐水之剂，不能急挫病势。药用半枝莲60g，泽兰30g，薏苡仁30g，黄芪30g，水煎日1剂，1周后小便量渐增，胃纳略见转馨，自觉腹胀松减，再服两周后腹水明显消退，腹围80cm，坚持服药6周，腹水尽消。（陈素霞《实用中医内科杂志》2003年第4期）此患肝硬化腹水在先，发现肝癌血性腹水在后，曾用中药治腹水无效。后以半枝莲为主方重用至60g，月余时间把腹水全消。

柳育泉先生是一位临床功力深厚的医家，自言治过多例肝腹水皆无功而返。后有人持方购药以治肝腹水，方仅5味药：刘寄奴15g，木通5g，鸡骨草15g，龙胆草15g，白花蛇舌草60g。因无鸡骨草，柳先生以半枝莲代之。上方用30剂，腹水减轻，90剂后腹水退净。（柳育泉《中医临床思辨录》）在这一例中，很可能是半枝莲与白花蛇舌草共同起了主要作用。

在南方的很多民间本草书籍记录中，半枝莲常被用于治疗肝炎、肝硬化、肝癌以及由此导致的腹水。以此推知，它既能直接利水，又能解毒疏肝，恢复肝之疏泄功能以畅通水道，似具标本两治之能。但毕竟偏于攻伐，若病久年高已露虚衰端倪，当与扶正药同用，方为妥当。

贝母治辣伤

2016 年的秋天，我买了些辣椒自制辣椒酱，结果买多了，又穿了一串晾晒干辣椒后还剩了一些，就包了一顿猪肉辣椒馅的饺子。我吃着感觉这个辣度恰到好处，妻子本不胜辣，勉强吃了一些，并不太多，同时还喝了一些水，但食后不久即觉腹内疼辣不舒，一夜没有睡好。

第二天早上我就上班去了，后来打电话问她怎么样了？她先是埋怨我害惨了她，随后说，我走后她吐了一次，一上午腹泻三四次，从腹内到肛门灼辣异常，感觉整个腹部有说不出的难受，不知如何是好。我心说坏了，这一定是由于辣椒刺激导致的急性胃肠炎啊！怎么办呢？口服消炎药、止泻药？感觉够呛，没有针对性啊！忽然想起家中尚有浙贝若干，于是嘱其打碎，温水送服浙贝粉 5g，3 小时一次。

下班回家，她告诉我，喝了两次，已经好很多了。休息一晚，第二天没有再喝，也没什么感觉了。

——笔者验案

我这是第一次遇到因为过食辣椒导致的胃肠炎，治疗经验更是无从谈起，但临时选用浙贝所起到的治疗效果，还是比较令人满意，而且起效迅速。当初选用浙贝也并不是随意为之，至少基于以下三点考虑：第一，辣椒属辛味，《内经》说辛以凉之，所以要使用性味偏寒凉的药为宜；第二，胃肠黏膜受到损伤需要修复，浙贝正好，乌贝散里的贝母所起的就是这个作用；第三，这病也可以理解为辣椒中毒，而浙贝又恰有解毒消肿的作用。事后也证明，浙贝没让我们失望。

其实仔细想想那些熟悉的方剂就会发现，贝母几乎对全身所有黏膜都有广泛而强大的修复作用。除了前面提到的针对胃肠黏膜的乌贝散，还有针对肺和气管黏膜的桑杏汤、百合固金丸、清金化痰汤等，针对尿路黏膜的当归贝母苦参丸等，针对咽喉黏膜的黄氏响声丸等方剂，其中都有贝母的身影，这应该不是巧合。

对黏膜有作用即对皮肤有同样的作用，所以对冻伤、烫伤、灼伤，贝母都有酌情使用的广阔空间，当然使用的方法亦需灵活应对。

荸荠解铜中毒

病者是炼铜厂工人，因某次工作时鼻子靠近炉罐，闻到大量铜臭气，当时晕倒，经抢救后一切均已恢复。唯自此鼻中常闻口中有气如粪臭，甚至食物及其他东西都有此味，对家人、同事一概远而避开，自己常用手掩口，防此气溢出熏人，造成自卑感，孤独思想，渐至厌世。吾问其家人和厂方人员，均说并不感觉有粪臭，故大家认为是精神有病，但查无家属史和其他客观原因。脉象和舌苔略有热象，因此未接受他们安定精神的要求，而专从铜毒着想：处方以白虎汤和一些解毒药，并嘱每日服生荸荠一二斤，药内也加入十枚同煎。二剂而病人即言臭气减少；不到七天，病人即欣然自失，不复言臭了。

——何时希《历代无名医家验案》

何时希先生说，荸荠毁铜器之说，得之于京剧打击乐器的司乐者，他们的习惯，荸荠不得靠近乐器，甚至食后手上的粉渍也是大忌，此物一沾大锣、小锣、铙钹之类，一击即碎（何先生博学多才，除医学是他的本职工作外，还是知名书法家，酷爱京剧，堪称"骨灰级"票友，所以熟知此冷知识）。故在临证之际，忽然忆及而试之，果奏大效。

宋代王璆《是斋百一选方》说："生凫茈取汁呷吃，（铜）钱自然消化，即荸荠也。"明代汪机《本草汇要》有"乌芋善毁铜，合铜钱嚼之则钱化，可见其为消坚削积之物。故能化五种膈疾，而消宿食、误吞铜也"的记载。清代鲍相璈《验方新编》"误吞铜钱"条云："多食荸荠，自然消化，其效无比。"这说明古人早已发现荸荠消铜的特质，因此有人误吞铜钱，即饮荸荠汁或食之以消之化之。现代也有人将荸荠用于治疗尿路结石，当为荸荠消铜功效的延伸——"消坚削积之物"嘛！

我想起了很多年以前，在门诊实习时遇到的一个病例，那是一个十七八岁的少年，主要表现为行动障碍和颤抖，在针灸科治疗了很长一段时间，也没有明显的起色，后来不知所踪。老师说这病叫肝豆状核变性，不好治。我回去查了查资料，对于现代医学繁琐的病理描述，我不甚了了，只记住了两个词：遗传性和铜代谢异常。

肝豆状核变性又叫威尔逊病，一种家族隐性遗传性疾病，是因为基因突变以及某种酶的缺失或功能减弱，导致铜代谢异常引起累积，铜大量沉积于器官和组织，如肝、肾、脑等，造成这些器官和组织的功能异常。大量的铜沉积于肝脏，导致肝硬化；沉积于脑组织，可以引起豆状核等部位变性从而出现神经系统症状；沉积于肾，可引起肾功能下降，出现蛋白尿、氨基酸尿等；沉积于角膜，则引起角膜色素环（K-F 环）。肝豆状核变性的三大临床表现即为神经症状、肝硬化、角膜色素环。

荸荠既然能消解误吞到体内的铜钱，能解铜中毒，按照简单的逻辑推理，它应该能够促进铜代谢，从而改善铜在重要脏器和组织沉积造成的症状，机体则会向健康的方向转变。清代名医黄宫绣在《本草求真》中说"乌芋破肝肾坚积及毁铜器"，看来我的理解与黄说很接近。如果说黄宫绣指出了荸荠的独特功效对应的脏腑，我似乎为他找到了最为对应的疾病，至少在对症方药中加入荸荠，我们有理由期待出现更好的疗效。

扁豆藤治风湿性关节炎

1978 年冬天，宁晋县艾辛庄一大队社员，男，约 60 岁，来找我诊治腿寒痛。由于我出诊不在家，我老伴就对他说："你可单服扁豆蔓每次 2 两，水煎服两天，这个药材二煎也有效果。"后来该患者遇见我说：喝了扁豆蔓后腿痛好了。可见扁豆蔓治腿寒痛是有效的。由于我用扁豆蔓治本村数人腿寒痛以及外村患者效果均理想，不想我老伴没文化的人听多了，也记住了。

——宋俊生《宋俊生临证得失录》

宋俊生前辈生前是河北一位默默无闻的基层中医，文化程度不高，但临床经验极为丰富，对《伤寒论》有自己独到的见解和体会，不泥于经方原方，巧妙地运用风药，治愈了许多疑难重症，多有覆杯而愈的精彩案例。

在宋俊生先生的书中，有很多一味简单中药愈病的医案，例如本文。扁豆蔓，更常见的叫法应该是扁豆藤，《本草纲目》言其主治只有两个字——霍乱，《滇南本草》云其"治风痰迷窍，癫狂乱语，同朱砂为末姜汤下"。未见其治疗风寒湿痹的记载，宋老先生说这是他在实践中得出的经验，且屡经临床验证，疗效可靠。有时与他药合用，有时只此一味亦建奇功。

槟榔杀虫、消肿、抗癌

　　姚某，女，28岁，排便中断断续续发现绦虫节片已半年。病人带来排出的节片标本，经镜检鉴定为猪肉绦虫。主药用生榔片80g，行常规驱虫治疗，翌日排出绦虫节片尺余，头颈未排出而失败。一个月之后再次驱虫，选用生槟榔球80g，用锤子击碎如玉米大小，仍如前法服用，翌日排出绦虫一条，长1.05m，经镜检头节排出，病愈。又有王某，男，56岁，某医院用焦榔片90g治疗，排出节片两段，长约40cm，头节未排出，来院再行驱虫治疗。选槟榔球80g常法驱虫，翌日排出绦虫一条，长98cm，镜检头节排出，病愈。

　　　　　　　　——郭振营《河南中医》1987年第5期

　　槟榔为治疗绦虫的要药，这在中药学中是个常识。但作者以实例突出强调了一个容易被忽视而又非常重要的问题，即驱虫要用未经任何炮制的生槟榔球捣碎再水煎，不但焦槟榔不行，即便是生槟榔片也不理想，生槟榔在切片前要经水浸才容易切，而槟榔驱虫的主要成分为槟榔碱，易溶于水，所以疗效下降，必用纯生未经任何炮制的槟榔才能完全发挥出杀虫威力。

除了杀虫之外，槟榔还常被用来理气除满消食，如常用的消食组合焦四仙、导滞通便方四消丸等。其实槟榔的作用非常广泛，如《药性论》："宣利五脏六腑壅滞，破坚满气，下水肿。治心痛，风血积聚。"《本草纲目》："治泻痢后重，心腹诸痛，大小便气秘，痰气喘急。"《随息居饮食谱》："宣滞破坚，定痛和中，通肠逐水，制肥甘之毒。且能坚齿，解口气。"而《日华子本草》甚至认为槟榔除了攻邪之外，还有补虚健脾的作用："除一切风，下一切气，通关节，利九窍，补五劳七伤，健脾调中，除烦，破癥结，下五膈气。"

读书临证多年，槟榔除了以上所述功效，还有两个作用我时常提醒自己要记得，其中一个是利水。槟榔的外皮即大腹皮是常用的利水消肿药，而槟榔的消水作用往往被人忽略了。宋孝志先生善用鸡鸣散治疗水肿，特别是顽固的心源性水肿，此方中槟榔的作用不可忽视。这是一条成熟的经验，著名经方大家刘渡舟先生亦常借鉴宋先生的经验，将此方用于相关疾病的治疗，盛赞宋孝志先生经验丰富。陕西名医王正宇从前辈老中医焦培堂那里学来一个方子——加味导气汤，即《医方集解》导气汤：吴茱萸、川楝子、小茴香、木香，加槟榔、木瓜。在原方基础上加了两味药，其中一味即是槟榔，不可谓不重要。原方主要用于阴囊水肿，疗效卓著，王正宇灵活运用此方治疗多种水肿及其他疾病。

槟榔的另一个重要作用是抗癌，这是一个非常有趣的话题。目前世界公认，槟榔致癌。如果不想得癌症，这东西最好别沾——这里特指南方某些地区嚼槟榔的习惯。但是你可能不会想到，在中医里，槟榔是一味抗肿瘤的良药。这也从另一方面证明，中医在很多时候，不可以用现代医学去证明，哪怕是从药理成分去确认它的功效。

　　陕西经方大家李翰卿先生，化裁运用神农丸，治疗多种肿瘤疾病，方中即有槟榔；国医大师朱良春借用友人常敏毅研究员的验方抗癌单刃剑方应用于肿瘤的治疗后认为疗效不错。此方只有六味药，其中一味即为槟榔。湖南中医药大学自称"铁杆中医"的彭坚教授亦盛赞此方。还有很多已经公开发表的医案，这里就不再赘述了。

蚕茧治尿频

　　有一位儿科前辈徐先生，他常欢迎我去夜饮和长谈，有一次他忽问我治"胞破"主用何药？我说是故绢。他说，每到夏天，小儿消渴极多，一日夜小便有多至百余次者。他常用"蚕茧壳"七只，极有效。有一家中药铺特为他准备蚕茧壳的货源，一个夏天尝用至十余担（每担是一百市斤）。

　　　　　　　　　　——何时希《历代无名医家验案》

　　夏季小儿消渴，也就是小儿夏季热或叫疰夏、暑热症，一般以肺胃热盛和气阴两伤等证型为多见，主要症状为发热、少汗、口渴喜饮、小便清长等。诸家本草如《本草纲目》《本草易读》《本经逢原》等均认为蚕茧性味甘温，但却能疗口疮、止下血、除消渴等貌似火热的疾病。这是一味有趣的中药。

　　胞破，是指生产过程中由于接生婆不慎伤及膀胱，以致小便失禁淋沥不能自控的病症，现在已经非常少见。常用方剂为补脬饮，其主药就是生绢丝，也叫故绢、旧绢等，是由蚕丝织就的。这么说就比较清楚了，生绢丝与蚕茧壳，是一物两形。何时希先生受徐前辈的启发，此后治疗胞破便用蚕茧壳，似乎效果胜于故绢。

蚕茧壳能治小儿夏季热的消渴，是不是也能治糖尿病呢？郭旭先即以蚕茧为主药组方蚕茧愈消饮治疗 2 型糖尿病，取得了较好的疗效。(《北京中医药大学学报》1998 年第 5 期）山东董子元只用桑蚕茧壳 7 ～ 10 个水煎服治疗消渴，获得明显疗效。如张某，患消渴病已久，因经济困难，无力用其他药治疗，以蚕茧壳煮水三四剂见效，连服半月痊愈。(《医学文选》1990 年第 6 期）

从以上叙述中可以看出，蚕茧不但可以治疗小儿夏季热的尿频，也可以医治产伤引起的尿失禁，还可以治疗糖尿病的消渴尿多。毫无疑问，上述验案为我们治疗老年性以及其他原因的尿频、尿失禁，在辨证之外提供了更多的选择可能。

苍耳子治疣

　　有一年我儿子的一根手指上不知什么时候长出了一个寻常疣（俗称瘊子），开始并未在意，谁知慢慢其余手指上以至脸上都长了一些大小不等的开花的肉球，虽不疼不痒但颇有碍观瞻。于是就寻找一些办法去治疗，比如外敷鸦胆子等，但结果都很令人失望。

　　我岳母说这叫千日疮，三年之后不用治自己就好了。既然没找到什么办法去治疗，那就姑妄听之信之吧。结果三年之后不但没有像我们期待的那样自行好转，反而更加严重了。看来还得想办法去治疗，于是又去翻书。

　　有一天在一本偏方书中看到一个以前没有用过的办法：苍耳子50g，用75%的酒精250mL浸泡一周，然后用这个浸泡液涂抹患处。因为使用的办法已经很多了，这次也没抱太大希望，结果一周之后奇迹在不经意间出现了，一夜之间，所有的瘊子跑得无影无踪，没有留下一丝痕迹。

——赵春杰医师验案

苍耳子绝不仅仅可治鼻渊，《黑龙江常用中草药》载其可治疥癣、瘰疬、湿疹，又治风寒湿痹、四肢拘挛、慢性关节炎、慢性鼻炎、偏头痛、齿痛、瘙痒性皮肤病等多种疾病，更治疮痈，但治疣的作用则尤为令人侧目。

其不但可治寻常疣，同样可治扁平疣，王兰柱等报道他们用与本案相同的苍耳子液治疗寻常疣扁平疣共104例，其中98例痊愈。

例如王某，女，18岁，学生，1984年4月5日初诊。7年前患者手背出现多个米粒大小之丘疹，时有瘙痒，近几个月来丘疹增多、增大，且发展至面部，经本校卫生所用病毒灵、维生素类药物治疗，疗效不著。检查：右手背部及面部分散十余个大如黄豆、小如米粒呈淡红色扁平丘疹，时有瘙痒，诊为扁平疣，经用苍耳子液涂抹7日，停药15天后，自行脱落，且无色素沉着。（《新中医》1992年第5期）

我单位一位保洁大姐有一天找我看看她的手指，只见右手中指指甲尺侧缘的那条皮肉角化隆起，像磨损引起的茧子一样，摸之坚硬硌手。她说剪掉了还长，不甚疼，但很不舒服，问我怎么办？这是不是也算肌肤甲错呢？我首先想到了大黄䗪虫丸。但医馆并不备中成药，有什么可以外用呢？想到赵兄的医案，又想到《神农本草经》说苍耳子可治死肌，我决定让她试试苍耳子酊。

大约过了半个月，她告诉我好多了，那条角化低平了，但还是硬，她已经停止涂抹苍耳子液。她说这已经很好了，没有不舒服的感觉了，也不影响劳动，我以为效果也就是这样了。大约又过了两个月，她告诉我完全好了，患指的皮肉已经变得完全正常，这实出我意料之外，我没有想到苍耳子有这样好的延迟治疗效应，且是在外用的情况下。

苍耳子治疣

051

苍耳子浑身是小刺，又为有小毒的风药，能祛邪外出，又治瘰疬，《神农本草经》云其治恶肉死肌，再结合上述案例来看，抗肿瘤也有苍耳子的使用机会，这需要慢慢验证。

苍术燃烟可防疫

苍术烟熏空气消毒法

在抗击 SARS 的战斗中，深圳地区充分利用中西医结合方法，取得了骄人的成绩。苍术烟熏空气消毒法被我院广泛采用，经统计，从 2003 年 2 月 1 日至 4 月 30 日，我院苍术使用量达 850kg。该法与化学、物理空气消毒法结合，发挥了重要作用，我院无一例 SARS 院内感染。

——曾薇《深圳中西医结合杂志》2004 年第 1 期

苍术用于腹膜透析室消毒的观察

目的：比较两种不同的空气消毒方法用于腹膜透析室空气消毒的效果，以寻找一种更优的空气消毒方法。方法：对两间面积相同的病房分别采用苍术烟熏法和紫外线照射法进行空气消毒，采用平板沉降法进行采样和培养，对两种方法的效果进行比较。结果：两种消毒方法均以作用 1 小时，空气中总菌数 ≤ 200cfu/m³ 为合格，苍术烟熏空气质量合格率为 100%，紫外线照射合格率为 95%。结论：苍术烟熏法用于腹膜透析室空气消毒效果满意。

——饶良芝《当代护士》2010 年第 4 期

苍术，又名赤术、青术、仙术，因自古以来认为江苏茅山一带所产苍术质量最好，故又称茅术。健脾燥湿是其最常用的功效，理脾除湿最经典的方剂大概要算平胃散了，其君药就是苍术。除此之外，苍术气味雄烈，芳香辟浊，一直是古人常用的辟秽圣物。在民间，端午节前后，古人就有用苍术"辟疫邪"的习俗，或用苍术熏屋，或以苍术同其他中药制成香囊悬于室内或佩于身上。

李时珍说："张仲景辟一切恶气，用赤术同猪蹄甲烧烟（一般认为汉代苍、白术尚不分，不知李时珍此段引用据何而来）。陶隐居（陶弘景）亦言术能除恶气，弭灾沴。故今病疫及岁旦，人家往往烧苍术以辟邪气。"这里的疫气、邪气、恶气与现代的流行病和传染病的致病微生物有相类似处。而陶弘景的说法，特别容易让我们一下子想到传染病。顺便说一下，自陶弘景开始，术才有了苍术和白术之分。

《验方新编》载："苍术末、红枣，共捣为丸如弹子大，时时烧之，可免时疫不染。"

《松峰说疫》载避瘟方 65 首，共用药 116 味，使用率排在第一位的就是苍术。

《太医院秘藏膏丹丸散方剂》载有避瘟丹，由苍术、降香、细辛等药组成，云："此药烧之能令瘟疫不染。"

《本草正义》对苍术的辟秽功能描述得更为具体："苍术，气味雄厚，较白术愈猛，能彻上彻下，燥湿而宣化痰饮，芳香辟秽，胜四时不正之气；故时疫之病多用之。最能驱除秽浊恶气，阴霾之域，久旷之屋，宜焚此物而后居人，亦此意也。凡湿困脾阳，倦怠嗜卧，肢体酸软，胸膈满闷，甚至腹胀而舌浊腻者，非茅术芳香猛烈，不能开泄，而痰饮弥漫，亦非此不化……但有舌浊不渴见证，茅术一味，最为必需之品。是合内外各病，皆有大用者。"此段论述最明：苍术烟熏可净化空气，内服可化湿解毒去疾。

《和剂局方》及《医学心悟》均有神术散，皆治四时瘟疫、时行不正之气所致发热、身痛、吐利等症，两方的君药也不约而同地选用了苍术。

前面所举两例，从现代医学角度看，一是针对病毒，一是针对细菌。特别是第一例，在SARS横行时，其消毒效果已经得到充分验证，如今新型冠状病毒猖獗，我们完全可以照搬此方法进行消毒。

除了烟熏消毒，使用苍术内服治疫，现代人也不乏其例。我不由得想起20世纪50年代关于蒲辅周前辈的一桩轶事。1956年石家庄流行乙脑，使用白虎汤收效很好，但到1957年北京流行乙脑，再用白虎汤疗效就不明显，许多医生束手无策。后来请蒲辅周老中医会诊，蒲老在白虎汤中加了一味苍术，顿时疗效大增，人们问其所以，蒲老回答说，1957年是土运主时，湿气太甚，故就加苍术以燥湿。治湿之药多矣，为何独加苍术于白虎？肯定有其与众不同处。蒲辅周用苍术白虎汤治流行性乙脑这件事，有不同的版本，不管细节如何，这件事是存在的。

《长江医话》收载赵平瑗一则短文《不忽于细，必谨于微》，从另一个角度证明了苍术治疫之功非凡："记得抗战时期，人们为了避日寇而躲进深山，发生疫病流行，皆相染易，患者日增。疾病初起，颇似卫分表证，然医者投银翘散

苍术燃烟可防疫

而未能获效，用芳香化浊法却症情反增。吾父细心诊察，发现患者舌苔均白而厚腻，且渴不多饮。从这细微的症状悟出山岚瘴气之特殊性，遂在银翘散中加入一味苍术，使患者卫分解，湿邪除，很快病愈。"

这次新型冠状病毒肺炎疫情暴发以来，中医几乎是同步参与了防治，很多公布于网络的药方中，都可以看到苍术的身影，甚至成为了主药。如《湖北省新型冠状病毒感染的肺炎诊疗方案（试行第一版）》中医预防方案，一号方：苍术、金银花、陈皮、芦根、桑叶、生黄芪。第一味药就是苍术。

以仝小林院士为主制定的武汉中药协定方中，化湿、燥湿药所占比例较大，苍白术更是同用。

现在说说苍术烟熏消毒法的优点。大量的研究报道证实，苍术是一种非常有效的空气消毒剂。它消毒作用明显，持续时间长，气味芳香，对人体无毒性无刺激，可在无须清场的情况下对空气消毒，对金属物品特别是精密仪器无腐蚀，取材方便，操作简单安全，消毒效果好，成本低。

操作方法：取干燥生苍术饮片，不限产地，以不低于 $1g/m^3$ 的比例取用，整块或粉成粗末皆可，为了使其充分燃烧，也可以喷洒适量酒精或高度白酒。将准备好的苍术放在带孔的金属器皿或是盘中，明火点燃，每天进行 1～2 次。

为了使用更为方便，我将苍术粉碎后，用木制艾条机制成直径 1.5cm 的药条，每条重量大约 20g，点燃后插在艾灸盒上，放在屋子中央，使用起来便捷又安全。艾灸盒下面随便放一个快递盒子盛接苍术条燃烧后的灰烬，因为艾灸盒可使苍术条燃尽，又有安全网，所以完全不必担心引燃。

苍术治胃下垂

予生平有二疾，一则脏腑下血，二则膈中停饮，下血有时而止，停饮则无时。始因年少时夜坐为文，左向伏几案，是以饮食多坠向左边，中夜以后稍有困乏，必饮两三杯，既卧就枕，又向左边侧卧，气壮盛时，殊不觉。三五年后，觉酒止从左边下，漉漉有声，胁痛，饮食殊减，十数日必呕数升酸苦水，暑月只是右边身有汗，漐漐常润，左边病处绝燥，遍访名医及海上方服之，少有验。间或中病，只得月余复作，其补则如天雄、附子、矾石，其利则如牵牛、甘遂、大戟，备尝之矣。予后揣度之，已成癖囊，如潦水之有科臼，不盈科不行，水盈科而行也，清者可行，浊者依然停潴，盖下无路以决之也，是以积之五七日必呕而去，稍宽数日复作。脾，土也，恶湿。而水则流湿，莫若燥脾以胜湿，崇土以填科臼，则疾当去矣。于是悉屏诸药，一味服苍术，三月而疾除。自此一向服数年，不吐不呕，胸膈宽，饮啖如故，暑月汗周身而身凉，饮亦当中下，前此饮渍其肝，目亦多昏眩，其后灯下能书细字，皆苍术之力也。

——许叔微《普济本事方》

到底是医家自己得的病，描述细致，想象丰富，比喻贴切，重要的是推理准确，因而在接下来的用药验证中取得了极好的疗效。许叔微所谓的停饮成癖囊，大致相当现代医学的胃下垂伴有胃积水。苍术为除湿第一药，又有健脾之功，故能以此一味取胜。他说未服苍术之前，目多昏眩，是因为水饮伤肝所致，病愈之后，能在灯下写小字。更何况苍术本身就具有燥湿明目的作用。

后来很多医家受许叔微此案之启发，以一味苍术15～30g，或水煎或泡服，治疗胃下垂，许多都取得了良好的疗效。

茶叶醒神醒脾胃

有一年迈患者，热病后又生疮，长期服药，热虽退，病人烦躁，失眠，不思食，得水食则呕吐，家属认为已无生望，询问先父，询知病者想喝茶，即取龙井茶一撮，嘱水沸后放茶叶，煮二沸，少少与病者饮。越日，家属惊喜来云，茶刚煮好，闻茶香就索饮，连喝半小碗，非但未吐，反觉舒服，腹中鸣响得矢气，当晚即入睡，晨醒后知饥索食。又问需用何药？先父云：久病年高之人，服药太多，胃气大损，今胃气初复苏，切不可再投药食石，用稀米粥少少与之，以养胃气。如此调理月余，精神日佳而康复。

——蒲志孝《蒲辅周老中医经验拾遗》

我国有着悠久的茶文化历史，茶既是世界上最健康的饮品，同时也是一味很好的中药。传说"神农尝百草日遇七十二毒，得茶而解"，能解毒，自然可祛疾，《本草纲目》罗列茶可治疗的疾病有二十余种。但只用一味茶叶来治病且是重症的，实不多见，可见蒲辅周老先生中医功力之深厚！

蒲志孝是蒲老先生的儿子，他说父亲对他的学习要求甚严，往来书信，也要谈医，这则医案就是蒲老在给儿子的信中叙说的，在信中除此案外，蒲老还提及另一则医案，与本案相似，也是一位老人，家属已打算后事，蒲老仅用一味茶叶疏通腑气，腑气通后，不服任何药，只用米粥养胃，月余后康复。

古今家书教子不乏其例（当然现在几乎是没有纸质书信了，也少了一份情怀的寄托与快乐），讲述的都是重要的事情或道理，比如诸葛亮写给儿子诸葛瞻的《诫子书》、傅雷写给儿子傅聪的《傅雷家书》等。蒲老在信中指导儿子学医，没有大谈医理（至少在此信中是这样），却不厌其烦地详述他用茶叶治病的医案，用心良苦——治病不要总是眼睛盯着药物，恰当的食疗，功在药物之外。就像蒲老说的：久病之人（尤其是年老的久病之人），胃气大虚，往往不胜药力，稍补则壅，稍通则伤，稍温则火亢，稍凉则伤阳，更有服药长久，胃气大损，下咽则呕，如能正确运用饮食疗法，往往可收到单用药物难以起到的作用。

茶叶微甘、微寒、微苦，香而不燥，能通腑达下，醒胃悦脾，清热不伤阳，辛开不伤阴，醒神不耗气。香药甚多，唯茶叶具其独有之功。妙在用其气味，量自不可过重。

腑通矢气，胃醒索食，转机自来。此时胃气大虚，纵然食欲得回，千万不能想当然地认为患者太虚，而进大补，如此难逃好心办坏事，功亏一篑，而是只能糜粥养胃，且是"少少"与之，久则胃气方复。这就像炉中火将熄，你只能慢慢吹拂，待其燃旺再添柴，若是操之过急，重薪叠加，肯定压死！

茶叶辛香通窍，我常用其治疗感冒初起，鼻塞流涕，尚无他症者。以茶叶若干，不拘何茶，香气愈浓愈好，用滚开水冲泡，趁其热气升腾，以人中穴为界，鼻孔置杯上，口置杯外，用鼻吸茶之热气，从口呼出，反复进行，凉则易热，20～30分钟，一般都可鼻通涕止，感冒顿消。

说到茶，就让人想到日本。和其他很多中国文化一样，茶叶在唐代传到了日本，并形成了其独特的茶道，喝茶之风长盛不衰。日本人喝酒都是度数很低的清酒，偶尔喝烈酒据说也是兑水喝的。日本人口约是中国的五分之一，而茶叶的年消耗量，远比中国还多。日本是排名靠前的长寿之国，这是否与喝茶有关，实在是值得研究一下的！

茶叶轻用醒神醒脾，重用也可以荡浊去实邪。《名医类案》卷二载沈诚庄治明肃王急腹症，因知其平日嗜食乳酪，嘱其饮浓茶数杯而愈，他说茶能荡涤膈中之腻。喝茶不仅仅是属于江南的饮食文化，北方少数民族也特别重视喝茶，只不过其粗犷与南方的细腻有别，多饮黑茶砖。我记得作家张承志有长篇散文写过北方少数民族的茶。

茶子治脑鸣

有人患头内有声，如虫蛀响，名天白蚁。此肝火为患，用茶子为细末，吹鼻中愈。

——《奇症汇》引《杨氏医方》

脑鸣或头鸣，现代医学无此病名，纵使患者百般解释鸣不在耳，而是在脑中，亦常被诊为耳鸣或其他神经性疾病。天白蚁即脑鸣也，一般认为最早见于《医学纲目》，但如果《杨氏医方》指的是《杨氏家藏方》，那说明至少在宋代就已经有这个病名了。

《本草纲目》说茶子："苦寒有毒，治喘急咳嗽，去痰垢。捣仁洗衣，除油腻。"明确说茶子治"头脑鸣响状如虫蛀"，用法与此案相同。

茶子能去痰垢、除油腻，为末吹鼻通窍除邪，适合痰浊湿阻的实证脑鸣。其功效及用法似与皂角相近。

《古今医案》有汪石山用茶子治痿症并癫痫一案：一女，六岁，病左手不能举动三年矣。后复病痫，初用人参半夏或效或否，汪诊左脉浮洪，右脉颇和，曰痰热也，令以帛勒肚，取茶子去壳三钱，捣碎，以滚汤一碗，滤取汁，隔宿，勿食。早晨温服，吐痰三碗许，手能举动。痫亦不作。

汪案茶子虽是煎服，实为取吐，一剂取效，可见涤痰之功甚强。茶子既能做油食用，当不至于太过伤人，在涌吐法中应该是比较温和的。可惜的是今人已罕见使用此法者，八法差不多只剩下七法了。

茶子内服多研末做丸，但亦有入汤剂者。陈秀美以茶子12g为君，辨证加味治疗高血压45例，取得良好疗效（《新中医》1992年第9期）。茶叶轻清上扬清利头目，茶子清化痰浊，病位似也在上焦，以头部为主。

柴胡行气止痛需重用

毛某，女，60岁，于2002年9月12日，因感冒发热在卫生室输液2天，口服治感冒西药（用药均不详）。但发热时轻时重，于本月22日邀余诊治。刻诊：患者发热，T38.2℃，素体健康，现有口苦口干，过午阵冷阵热，脉弦数，舌质淡红苔薄黄。诊为少阳证，给以小柴胡汤2剂，分4次水煎服。9月23日，上症加重，伴呕吐，右肋胀痛，巩膜出现黄染，又与小柴胡汤加减2剂，并动员到医院检查。县医院B超示：急性胆囊炎。9月24日，患者突然病情加重，高热40.3℃，右胸胁胀痛加剧，巩膜颜面深度黄染，便秘，小便黄赤，消瘦体倦，语言低微，劝其急住院治疗，但患者家庭经济困难，只在卫生室打了一针退热针。此时一老农献方：用柴胡一两（当时取36g）不拘时水煎服。一天后热渐退，继取柴胡40g，水煎不拘时服，病情逐渐好转。后调以饮食，症情慢慢向愈，今历3年多，其妪康健如昔。

——张宪林《光明中医》2006年第7期

病初始辨为小柴胡汤是准确的，但出现呕吐、右肋胀痛、黄疸，特别是便秘之后，应该说已经出现了大柴胡汤证。但不管是小柴胡汤还是大柴胡汤，君药都是柴胡（仲景原方用量都是8两）。在医者束手、病者无钱住院的两难时刻，一老农献方：一味柴胡水煎药频饮，这样一例重症胆囊炎很快就出现了转机。可以想见这一两柴胡肯定超过了前面服过的小柴胡汤中的柴胡用量。这是取效的关键。一个老农敢在职业中医面前献方，而且这味药前面医生已经用过，只是分量有别，说明老农是有自信的，要么他有过相同的医治经验，要么他看别人这样用过，很可能还不止一次，没吃过猪肉但见过猪跑，不然怎么会有胆量班门弄斧？而且还弄成功了。

《本草纲目》引甄权说柴胡"主时疾内外热不解，单服一味良"，看来是很有临床经验的。柴胡除疏肝解郁，和解退热，治少阳寒热邪气之外，其还长于止痛，这是容易被人们忽略的一点。李时珍整理历代本草即发现柴胡"治热劳骨节烦疼，热气肩背疼痛""胸胁痛""头痛眩晕，目昏赤痛"等。赵明锐先生在其《经方发挥》的"小柴胡汤"一节罗列了10种病，其中7种是疼痛类疾病，分别为：头痛、腰腿痛、头晕痛、真心痛、胁痛、胸肋痛、半身疼痛，这从一个侧面说明了柴胡的止痛功效。

《神农本草经》说柴胡："主心腹肠胃结气，饮食积聚，寒热邪气。"张宪林医生的例子比较好地体现了柴胡可除"寒热邪气"，我有一案或可说明柴胡确"主心腹肠胃结气"。马某，女，57岁，2019年10月末初诊，主症为：胃脘及两胁胀满，不能平卧，一度怀疑是心脏病，即便做CT那样短时的平卧，也无法忍耐。烘热汗出，口苦，睡眠中容易惊醒，易生气，下肢较为怕冷，小便略频，大便不实。舌红绛，苔薄黄腻，脉沉滑。我先后用柴芩温胆汤、柴胡加龙骨牡蛎汤、血府逐瘀汤加减化裁，柴胡用量为25g，先后4诊，仅有小效。后患者去海南越冬，治疗中断。第2年4月，患者回到东北，又来找我调理，还是始终未离柴胡剂，治疗两月仍无明显进展，直到6月18日这一天，我开了四逆散加黄芪，其中柴胡60g，黄芪60g，一举扭转了局面，继续调理不久，病愈。此后凡治疗胸腹气滞性疾病，特别是一些明为柴胡证，屡治不应的病症，我常常重用柴胡40g以上，个别时用到80～120g，收效良好。

蟾蜍浆囊治淋巴癌

1976 年 8 月，适余逗留京都，闻金奖胡同李．振玉兄之母崔国荣老太太，74 岁，病情危笃，举家焦虑不安，四处奔走求医，随即赶往李宅。李告之曰：今年 3 月，家母感冒发烧后，浑身发痒，起红色血点如粟状。继之颌下及两腋下、两腹股沟部位淋巴结肿大，大者如核桃，小者如玉米粒，发展迅速，按之活动，不甚痛。曾服中西药物均不见消。6 月份，经北大附属一院作病理检查，报告为淋巴结癌，并下病危通知。家中大小人等，顿时惊恐万状，四处探听，八方搜寻京中名医名方，土医偏方，历两月无宁日。李夫人供职于建筑艺术雕塑厂，经同事荐一老叟，及至访其家中，老叟拒供姓名，亦不言细端，故尚不知老叟底细，但处一方携回，方曰：活蟾蜍 7 只，大者良。用小刀沿皮割下两眼后方之疣（即浆囊），共 14 只，置布瓦上，微火炙焦，研细面。晨空腹，黄酒 100g 送下。此为 1 次量，隔日 1 次。

经商议，欲用此法。然李兄居城内，无处捉蟾，随将崔老太太移居丰台大女儿家，请人下田捉来活蟾蜍若干。如法制备，令母服下。届时全家人等，侍于床侧，以备不测。

第1次服后，无不良反应，肿大之淋巴结似有缩小之势。

隔日服第2次，次日晨触摸原肿大之淋巴结随即缩小。

第3次服后，发生呕吐，随即卧床休息，次日晨起床时，肿大之淋巴结缩小十之七八。继续卧床休息1周，未再服药，逐渐缩小至正常而告愈。举家高兴异常，遂租专车接崔老太太回原居。越两月，再去北大医院复查，医皆哗然。

笔者对此例随访6年，未复发。1982年7月8日，去京专访，崔老太太年届80高龄，生活自理，饮食正常，精神爽快。

1984年4月，突接振玉兄函，告知其母因哮喘复发，死于肺源性心脏病。

——王毓《偏方奇效闻见录》

我相信一定会有很多人不以为然，这不就是蟾酥嘛？搞得这么神秘！是，但不尽是。蟾酥及干蟾皮治疗肿瘤已广为人知，但此例用的不是蟾皮，也不完全是蟾酥。如果是蟾酥的话，那在北京城里肯定买得到，完全没必要大费周章地折腾到京郊，再请人捉蟾蜍剥取制备，甚是麻烦。刘力红说对于中医，你首先要信，然后才可能有效，勉强接受，肯定是凑合而为，难能做到完全依嘱而行，即便效亦疑为偶然，若不效则自诩早窥其无稽。

蟾酥，取用的是蟾蜍头部囊腺的白色毒液焙干，而本案用的则包括它的囊腺组织，最为重要的是强调活取现炮制。活体现取现炮和早炮制好留存备用是完全不一样的，就像本书提到的鲜鹅血治疗噎膈一样，非鲜则无功。有一位老中医善回乳，与人不同之处只有一点，生麦芽现炒就锅而煎。这不就是炒麦芽嘛？没错，但效果是不一样的。

　　在这本书里，王毓还介绍了一例用蟾皮治疗肺癌疼痛的医案，用的也是鲜蟾皮。

车前子止水泻

　　欧阳文忠公以尝得暴下，国医不能愈，夫人云："市人有此药，三文一贴，甚效。"公曰："吾辈脏腑与市人不同，不可服。"夫人使以国医药杂进之，一服而愈。公召卖者，厚遗之，求其方，久之乃肯传。但用车前子一味为末，米饮二钱下。云此药利水道而不动气，水道利则清浊分，谷脏自止矣。

　　　　　　　　　　——苏轼 沈括《苏沈良方》

　　众所周知，车前子是一味非常著名的利水药，止泻的机理绝大多数中医都认为是"利小便以实大便"，那随便找一味利尿药是不是就能止泻呢？未必。不管怎么说，有关欧阳修的这则医案对后人使用车前子治疗腹泻产生了极大的影响。

　　中医郭永来治一人，男，22岁，饮酒后腹痛泄泻，伴有黏液稀水便，从公社卫生院到县医院前后住院治疗5天，病势有增无减。准备去延吉住院，行前找郭寻暂安之法。

　　患者自述：隔几分钟至十几分钟即腹泻1次，饮食及所服的药物俱不能停留于肠胃中，服后少时即泻出，稍有恶心，但没吐，小便基本上没有。询其病因，起于酒后，但说喝酒时并没有吃肉。初起病时，腹泻伴腹痛，现下腹仍有微痛，但已不重。观患者，虽泻数日，但精神不衰，略有脱水病容，脉滑而略数，舌上有白薄苔。问其治疗经过，说医院是按阿米巴痢疾治疗的。

这时候郭医生想起了《本草纲目》收入的关于欧阳修的这则医案，于是处方为车前子50g，水煎，每日1剂，分3次服。同时送服猪骨灰5g。可能多多少少心里还是没底，所以另处抗炎、利尿等西药若干。结果大出意料，1日见效，2日而愈。隔数日，另有两名同样的患者，也用此法治疗而愈。（郭永来《杏林集叶》）

车前草与车前子的功效相似，也有很好的止泻作用。杨高和说他1978年1年内用鲜车前草一味水煎服，治愈40多例小儿腹泻。后来几年内以此法治疗2000多例，总有效率97.26%，约有91%的患者在24小时之内止泻。（杨高和《黄河医话》）

山西老中医高允旺用车前子止泻的办法是将其研细为粉，每次5g，加红糖适量温水送服。他得到此方也有一段来历。20世纪60年代他去乡下搞运动，听闻本村村民老贺有治拉肚子的绝招，说是祖传，方圆几十公里内老百姓有久痢久泻、几十年治不好的肠炎，花上几元钱吃他几包药面就好。恰有队员腹泻，去买回几包试服，果然灵验。他曾千方百计向老贺讨方，未得。某一日派饭到老贺家，偶然间在炕席下发现几粒车前子，瞬间若有所悟——老贺的治泻灵丹很可能就是一味车前子。于是把车前子粉成细末，与老贺的药一对比，颜色和味道都一样，为了验其功效还人为地制造了一场腹泻，服用的结果证明他的猜想完全正确，老贺的祖传

的秘方就这样被破解了。（高允旺《偏大治大病》）

其实我相信高老医生此前一定知道车前子止泻，也不会对欧阳修治泻的故事感到陌生，但通过这件事的触动，他才愈发地相信了车前子的止泻之功确非虚言。

陈葫芦治蛊胀

徐文江夫人病蛊胀（腹水），张涟水治之，百药不效。张曰：计穷矣。记昔年西山有老妪患此，意其必死，后过复见之，云遇一方上人得愈。徐如言访妪，果在也。问其方，以陈葫芦一枚，去顶入酒，以竹箸松其子，仍用顶封固，重汤煮数沸，去子饮酒尽，一吐几绝，吐后腹渐宽，调理渐愈。盖元气有余而有痰饮也。若肾虚脾弱者，宜用金匮肾气丸，十全大补汤去当归，加车前子、肉桂。

——缪希雍《先醒斋医学广笔记》

嫩葫芦可食用，又具利水之功，虽"主大水"却并不伤正。但本案的服用方法另有奥秘，用陈葫芦煮酒，令酒与瓢及子相混——水中有葫芦，葫芦中有酒，酒中有葫芦子，去子饮酒，不直接利水而取吐，去其痰浊，使气机通畅，则水自除。巧妙。

或许是因为时代的原因，八法之中，现在吐法被用得最少。少数人纵有其心，也不敢轻试。单用葫芦瓜水煎内服也可治臌胀，但治疗过程可能慢得多。

赤小豆治缺乳

余荆布因产前食素，得疾羸弱，产后乳脉不行已七十日，服诸药无效，婴儿甚苦。偶有人送赤豆一斗，遂如常煮赤豆粥食之，当夜乳脉通行。阅《本草》，赤小豆能通奶乳，谩载之。

——陈自明《妇人良方大全》

陈自明本是南宋的著名医家，而且特别精于妇科，家中三世业医，著有《妇人良方大全》。就是这么个人，妇科名医，自己的妻子产后缺乳，一种特别常见的产后病，七十余天，两个多月过去了，服了很多药，居然没有搞定。换了别人未必会把这件事说出来，颜面无光啊！但陈自明不，他如实地把此事的来龙去脉详细记在他的书里，所以这是个诚实有趣的人，故其书尽可信之。

这个难题解决得很偶然，有送给他一些赤小豆，"如常"就是随便地把它煮粥来吃，结果出人意料地，当天夜里妻子就有奶水了。于是，这位陈大医生若有所悟，赶紧去翻书，果然本草书中明确写着能通乳下奶汁。妇科专家呀，对这条就是没印象？无论你读多少书，都有"未曾经我读"者！

赤小豆我们用来清热解毒、利水消肿的时候居多，以其通乳现在也偶有报道，但并不多见。

陈自明没有过多地分析病机与药性，从他的描述看：患者产前食素，还患过病，很瘦弱，产后无乳，看似虚证，那健脾益气、大补气血以滋化源就应该能解决问题，别说一个专业的妇科医生，老百姓也能想到吧，肯定是用过了，没有效。况且若说是全虚证，昼食赤小豆，夜则乳至，补虚能如此之快？久病非阴，赤小豆当是一边清了虚火一边充了化源，还是与病机吻合才快速取效的。

在我们当今这物质已经极大丰富的社会里，缺乳的产妇却比比皆是，仿佛比条件艰苦的过去还要多。赤小豆药食两用性味平和，不管是何种缺乳，都可放胆一试。需要弄清一点，赤小豆是圆而长者，近短圆柱状；还有一种是椭圆形的，东北叫红小豆，多食用，一般不入药。至于称红豆者，还有很多种，如王维诗"红豆生南国"中的红豆等，就更非此物了，临用时要分清，免徒劳无功，甚至反受其害！

初雪治咳喘

可能是遗传的原因，我素有咳嗽的毛病，2004年秋冬，我因长期患剧烈的咳嗽、咳喘而致肺气肿，胸部异常憋闷，出不来气，甚至憋得晕厥，十分危险，家人急忙把我送到太原博爱医院抢救。医生在我的左胸部做手术打了个眼，插进一根管子，将肺里憋住的气抽出来，症状才迅速缓解，算是救了我一命。但是医生告知我要多注意，手术只能缓解一时，以后病要犯了，还得再来做手术。

当时我的夫人在北京，得知我得了肺气肿，心里非常难过和发愁，认为我得了不治之症。原因是她在20世纪70年代末从山西中医学校（现山西中医药大学）毕业后，被分配回到她曾插队的兴县人民医院，分管4个呼吸科病房，当时送来的肺气肿病人没有一个能治愈。

从医院做完手术后，我回到东华苑家中休养。一天在闲翻一本老年保健的资料时，看到河南省尉氏县寺前张村有一个叫刘动的人，对于哮喘献上一个处方，即：扫下头一两次霜雪一碗，再加上二两红糖，放在锅里蒸这碗霜糖水，连服两次即愈。

他这个方子怎么来的呢？原来刘动的妻子曾患

哮喘而病夭，而他的子女也都患哮喘病，让他十分忧愁。不意在 1980 年春节，路遇通县一位大嫂介绍了此方，他的几个孩子照方服用皆愈，后来又用此方治愈数人。

该书还介绍了此方治愈的另外几个人：

辽宁省凌源市北炉乡三胜永村苇子沟李国春用此方治好了本市一位多年老哮喘患者。

广西武宣县洪狮村陈多宜利用本方治好了本村一位多年老哮喘病人。

贵州镇远县金堡乡政府姚茂林也用此方治好了他妻子医治 5 年未效的哮喘病。

看完这些报道后，凑巧当时太原下第一场雪，而且还下得特别厚。雪停后我赶忙出去盛了几碗雪，放上红糖在锅里蒸，蒸好后我连喝了几碗，胸憋顿时减轻，舒适一如常人，直到今天——2018 年 9 月我写此文时，我再未犯过肺气肿病。

令我感到更为惊奇的是，折磨我 10 余年的咳嗽这个毛病，居然也再没有复发。就这样，我一分钱未花，仅喝了一次霜雪水居然与气管炎也彻底"拜拜"了。

——郭博信《中医治大病实录》

李时珍在《本草纲目》中载有四十余种水，关于霜雪的有两条，霜为冬霜，雪为腊雪，基本上均取其甘寒清热，止渴解暑解毒之功。上文所介绍的病例若以此来解释显然说不通。气管炎、肺气肿为北方常见病多发病，多每到秋冬之时发作加重，至春暖阳升一般自行缓解，临证所见，多为寒饮内停所致，即便少数有热者，也多见寒邪外束。何况如此多的病例未经辨证皆以此一方治愈，岂能均以清热解毒来解释？

偏方的提供者强调，要取头一两次霜雪（其实就是雪），我觉得这个条件很重要。初雪一般降在秋末冬初，即霜降前后，东北有句谚语：寒露不算冷，霜降变了天。变天，即降雪之意。秋天，在五脏对应肺。《内经》说"雨出地气"，秋末之地气上升，遇冷凝结为雪，飘落回大地，无形之地气变为有形之雪，人们也才有机会收集，以雪煮水饮服，则是以秋之上升之气宣发郁闭之肺气，从而恢复肺的宣发与肃降功能，咳喘之疾得以解除。此非取于理，取象也！与李东垣《药类法象》及《脏器法时》理论相近。

原文题为《霜雪糖水根治肺气肿、气管炎、哮喘案》，霜雪，到底是霜还是雪呢？初霜和初雪可是间隔很长时间啊！何况初霜多极轻薄，很难收集。所以我觉得还是初雪更准确，也更具可行性。

白雪性寒，红糖甘温，一阴一阳有太极斡旋之妙。另外，病久多虚，红糖还可以补助正气。

城市的雪在降落过程中可能污染较多，还是去郊外或乡村收取吧。大雪初降，去原野上或山林中装上几瓶，放在冰箱里，这可是难得的灵丹妙药，只是人们常见而不识。即便暂时用不上，没准儿什么时候能救人于水火，这可说不定。

川萆薢治湿热遗尿

遗尿一症，多属中气不足，下元不固，然湿热下注亦较多见。1958年吾师授方：川萆薢50g（小儿酌减）水煎，夜卧时顿服，治湿热下注遗尿痼疾。笔者近20年用本法治疗有录者42例（成人18～21岁者4例）。只要掌握辨证要点——遗尿腥臊恶臭，无不药到病除。余治一患者黄某，男，14岁，遗尿十余年，每夜尿炕，尿腥臊恶臭。同屋人无法忍受，令其在外屋地铺而睡，病情渐加重，家长代诉：曾给患者大量服桑螵蛸、菟丝子、覆盆子之属，及八味丸、补中益气丸、尿崩灵等，全然无效。1980年4月改用川萆薢30g水煎，夜卧时顿服第1煎，次日晨服第2煎。患者连服3日，尿腥味大减。又连服3日，病告痊愈，随访至今未犯。

——侯士林《北方医话》

草薢以利湿降浊的功效为人们所熟知，所以历史上有不止一个草薢分清饮，用以治疗膏淋或尿浊。但当读了张锡纯"草薢为固涩下焦之要药，其能治失溺"之说，一度迷惑。直至读此案之后，方略领悟一二。

重新读一下《神农本草经》："萆薢，味苦平，主腰背痛、强骨节。"偏性不大，似言其补，接着又说"（其主）风寒湿……热气"，言其可祛邪，且寒热皆可去之。并言其治"恶创不瘳"，恶疮长久不愈合，多为正虚邪实，也可证明此药有双向良性的调节作用。所以张锡纯认为萆薢"直趋膀胱温补下焦气化……兼能涩精秘气"，也是有道理的。但说到底还是或多或少要有湿热的存在，纯虚症恐怕是不行的。

而此案则可证明，萆薢确可祛除湿热，尤其是下焦膀胱之湿热。尿味极其腥臊恶臭，亦是湿浊之表现。因其性平，补泄并存，故凡属下焦湿浊，似皆可放胆用之，而不独在湿热遗尿也。我们可以看到，以萆薢为君药的萆薢分清饮被广泛用于尿路感染、痛风、精液不化、带下等表现为下焦清浊不分的疾病，这些疾病都有湿热的表现，也有正虚的内在因素。好像表现都是前阴的不正常，那么湿热的泄泻呢？有机会可以试用一下，也可以与葛根芩连汤等做下比较。

刺猬皮治遗精

1967 年春，北京九号信箱李桂兰造访于余，云其内弟孙某新婚不久，遗精不止，现已精神萎顿，不事劳作（此时患者居河间县农村），求一处方。余即用先师崔振坤所传：刺猬皮炙，研细面，每服 9g，每日 2 次。并托北京圣济堂经理郭占成同志代为加工成面，寄回家中，经服月余，遗精渐止，两个月后病告痊愈，并来京面谢。

——王毓《偏方奇效闻见录》

清代著名医家王清任在《医林改错》里说"刺猬皮散治遗精，梦而后遗，不梦而遗，虚实皆效"，并有小字注云"实在效，真难吃"。王清任很肯定刺猬皮治疗遗精的功效，并且是虚实皆治，此案证明了这一论述。

估计不是一般的难吃，不然王清任不会有那样的自注。按本案的用量，每服 9g，量比较大，直接吞咽恐怕比较困难，若装入胶囊，或做成水蜜丸服用，可能会更好一些！

醋泥治烧伤

　　火烧疮无出醋泥，甚验。孙光宪尝家人作煎饼，一婢抱玄子拥炉，不觉落火炭上，遽以醋泥傅之，至晓不痛，亦无瘢痕。是知俗说不厌多闻。

　　　　　　　　　　　——孙光宪《北梦琐言》

　　醋泥，即醋坛底日久沉淀物如泥者。这东西在从前绝非难得之物，现在我们所用的清澈食醋貌似多了些纯净，实则是少了些什么，也许那东西真的是它的灵魂。

　　今天的民间也有人会用醋治疗轻度的烧烫伤。用的时候要注意：第一，伤不可过重，更不能破皮；第二，面积不可过大。醋泥肯定远比醋要好得多，只是一时无法找到醋泥勉强代之。现如今醋泥是不好找了，若一时仓促找不到更好的烧烫伤药，可以干净黄土代之，但居于城市黄土也未必易得，可再求其次用面粉代之，用米醋与面粉和成一个软的面团，将其按平敷在烧伤处可也。

大黄善去虚中实

大黄苦寒泄降，气味俱厚，能泻下破结，荡涤肠胃实热积滞、泻血分实热，下瘀血，破癥积，行水气，世人尽知。而对大黄安和五脏，补敛正气之功，却几被遗忘。大黄酒制变降为升，变泻为敛。剂量之中，亦有玄妙，多则泻下，少则性收。升与降，泻与敛，全在掌握炮制与剂量之间，此为医者必须知晓。

余积验多年，运用大黄颇为应手，其补通两用，能攻喜守，实为软硬兼施，克敌制胜之平安将军。大黄能攻之说甚众，不需赘述。善守之论，少有提及，故略述梗概，以启后学。

健脾和胃有功劳。大黄研末为丸，名云独圣丸。有助消化、增食欲、健脾和胃之效。对胃弱不纳，脾虚不运，消化吸收不良，食欲不振，脘腹痞满，大便时溏时结，肌肉消瘦或异常肥胖者用之屡验。一位患慢性胃肠炎者，胃痛腹满，食欲不振，大便溏薄，日二三行，迁延日久，面黄肌瘦，神疲乏力，进健脾益气药罔效。与服独圣丸，旬日大便成形，食欲增进，痞满胃痛尽除，月余后体重增加1.5kg。

祛瘀生新可伟效。余喜用独圣丸，单刀直入，治疗血证。尤其是对血瘀经闭之干血痨，效应最佳。昔日有一名28岁之已婚妇女，因经期受惊而经闭15个月。来诊时，瘦弱不堪，肌肤不荣，毛发脱落，脉涩，舌暗见瘀点，舌下脉络淡紫怒张。用独圣丸1个月，经复如常。年后产一女婴，全家皆大欢喜，一举两得，医患皆悦。此大黄之又一功劳。

——李寿山《北方医话》

说到大黄，多数人想到的仅是它的泻下之功，至多还能想到它还可以活血祛瘀、利水涤饮，很少会想到也难以理解它还可以健脾和胃治泄泻，特别是它能够治虚劳。

张仲景在《伤寒杂病论》中多次使用大黄组方，归纳起来大致有攻积导滞、化瘀止血、清化湿热、泻热消痞、除痰涤饮等几个方面。这些大黄的取用及其所组成的方剂，都比较好理解，唯独有一个例外：大黄䗪虫丸。《金匮要略》虚劳篇的原文是样说的："五劳虚极羸瘦，腹满不能饮食，食伤、忧伤、饮伤、房室伤、饥伤、劳伤、经络营卫气伤，内有干血，肌肤甲错，两目暗黑。缓中补虚，大黄䗪虫丸主之。大黄䗪虫丸方：大黄十分（蒸），黄芩二两，甘草三两，桃仁一升，杏仁一升，芍药四两，干地黄十两，干漆一两，虻虫一升，水蛭百枚，蛴螬一升，䗪虫半升。上十二味，末之，炼蜜和丸小豆大，酒饮服五丸，日三服。"对于难懂的经方，人们普遍习惯于以方测证，所谓的以方测证，即是用药物的常见功效去推测方剂的所治病证，因为此方中绝大部分为活血祛瘀药，于是认为此方就是一个活血方剂，即便是方中有大量地黄，可是地黄也是一味补血活血药。对于此方能治虚劳大持怀疑态度，所谓"缓中补虚"更难理解，因此绝大部分中医人使用大黄䗪虫丸都是用于血瘀实证。

李寿山先生此论已发表多年，但没有受到足够的重视。其实这篇文章完全可以解释人们对于大黄䗪虫丸治虚证的困惑。在本例中，大黄就像个微缩版的大黄䗪虫丸，令人难以置信地治愈了看上去已经虚弱至极的病症。也许这就是《神农本草经》谓大黄"推陈致新、调中化食、安和五脏"的具体体现。

大黄䗪虫丸的适应症简单说来，就是看上去是虚证，甚至虚弱已极，但补却无效，或干脆虚不受补。张仲景在本方中使用大黄明显区别于其他方剂。在《伤寒论》和《金匮要略》两书中所有含大黄的方剂，只有大黄䗪虫丸是用蒸熟的大黄，其他都是用生的。本方中的大黄剂量极小，甚至可以用微量来形容。

关于大黄微剂量治疗虚弱病症，另有他案为证：徐某，男，29岁，社员，1974年2月15日初诊。患者素体虚弱，1972年3月因中暑引起大便次数增多，日三四次，腹胀，有少腹疼痛，纳呆。曾在某地区人民医院X线检查，诊断为肠结核。服抗结核药与健脾除湿之剂月余，因疗效甚微而停药。1974年元月病情加重，到县医院住院治疗。入院后经用中西药物20余天，又先后输血3次，病情反见加重，请吾会诊。此时患者骨瘦如柴，倦怠乏力，头晕，不能下床活动，口苦时呕，少腹疼痛，大便滑泄不禁，苔黄腻，脉细数。辨证：气血亏虚，脾运失职，湿热郁于大肠。处方：大黄末2g，装入胶囊，分6份，每日服2次，每次1份。服药后的第 2 天，大便已转为 1 天 1 次，稍溏。嘱患者停服上药，并改参苓白术散加减 5 付以善后，汤药服完后，食欲增加，精神好转，已能下床活动而出院。（贾天安《江西中医药》1981 年 3 期）在这个医案中，2g 大黄分成 6 份，1 次服 1 份，约 0.3g 多一点。对于一个成人来说这是何其小的剂量，但却把不易被察觉的湿热去掉了，且效若桴鼓。就是这点湿热让人虚弱不堪。

　　事实证明大黄绝不仅仅是一味只会冲锋陷阵的"将军"，对于虚中夹实的复杂局面也会潜伏进去一点点渗透瓦解。这里存在着认识和使用的诸多奥妙。

大黄治全身浮肿

余少时，一堂弟，约7岁，患全身浮肿几达半年之久，皮肤皖白娇嫩，几欲出水，不知其病起于何因。乡间无医药，唯赖单方验方冀其幸中。谁知药不对症，愈治愈沉疴。一日，家中请得一草医。他貌有难色，视之良久，乃曰："此病不治必死，治则或可生还，只是关隘险甚，不敢施治耳。"我叔祖道："病已至此，亦只好死马当活马医，死无怨言。"那草医即取生大黄一大块，命煎汤顿服。服后患儿下泻如注，浮肿全消，经饮食调理而愈。今已五十余年，现作海员驰奔于各大洋中。

回顾此证，似为肾小球性肾炎。其本为肾热，标为脾肾阳虚，脾肾阳虚尿闭浮肿，氮质血症亦日增。用大黄解下焦之肾热，是谓治本，且有消水及解氮质血症之毒的作用，水消后再调理脾胃则脾肾之阳得复，故愈。

自余为医，凡遇尿毒症而体力能支者，恒用大黄解毒消肿，多能延长病家生命。

——杨柏如《长江医话》

大黄，被誉为药中"四维"之一，治疗急危重症，使用准确的话有难以尽述之妙。关于大黄的单味医案颇多，不过多属火、热（如秘、衄、狂、黄）等一望而知实证者，治久病浮肿而肤白似阳虚水泛者不多见。此案固属险而奇，然有颇多不可解处，作者之分析亦属模糊。用大黄降浊除湿治肾病并不罕见，但以一味大黄重用起死回生者却鲜有所闻。治疗这些虚实共存的复杂疾病，我们往往处以复方既祛邪又要扶正，就算如此仍时恐攻伐力大病体难支，是不是关键时刻需放手一搏，面面俱到反有姑息养奸之嫌？医道幽深，待解之题实在太多。

大黄治牙痛

两位老工人来串门，谈到牙痛。一位说："我30岁时，经常牙痛。一天去医院牙科，见有一老人在看牙，大夫为他检查后说：'您这牙不能拔，因为您有心脏病，又有高血压，先去看中医吧！'轮到我了，大夫问了问我哪颗牙痛，便要给我拔牙。我告诉他：'我这牙痛，没有定处，上下左右，内牙白齿，打游击一样，到处转移，拔哪颗为好呢？'大夫说：'凡是痛的都得拔，拔后安假牙。'我看这位大夫的两种服务态度，失望而告辞。出门适逢一老人，问我到医院看啥病？了解我的情况后说：'我过去每逢牙痛，都是买点生大黄泡水喝，服后定能止痛，你试试看。'我照办了，果然止住了痛。以后每逢牙痛便买两分钱大黄泡水饮服，疗效甚好。34岁时，一次因食辛热油腻，满口牙痛，两分钱大黄服下后无效，估计可能剂量小了，生大黄买至一角钱，约一两余，泡服后大泻五六次，痛楚若失，以后再未牙痛过。迄今60多岁了，牙齿完整，能啃硬物。如那时所任拔牙，现在何堪设想。"另一位50多岁的工人接上话茬："我如早知道泡大黄喝能止牙痛，便不致拔得七零八落，如今装上假牙了。"

——宋孝志《燕山医话》

宋孝志先生是我非常景仰的一位中医前辈大家，经方用得好，时方验方也能恰到好处地信手拈来。刘渡舟先生曾半开玩笑地说过，他治不好的病可以找宋孝志，宋孝志治不好的病，就不要再找别人了，可见其对宋先生非常推崇。可惜先生未能留下著作，所以知道的人好像并不多。

牙痛的病因有很多种，如风火牙痛、龋齿牙痛、肾虚牙痛、胃火牙痛等，上案当为胃火实热牙痛，此类型牙痛并不少见。生大黄泡水饮服直折火热又能引火下行从大便排出，如此治疗自然是对证之法。我记得名医孟景春先生在他的书里提到过一个揩牙固齿的效方，只石膏、枯矾两药，从药物组成可以看出，此方所适用的也应该是火热较盛的这类体质人群。

导致牙痛的原因不一，为了避免误导之嫌，宋老在后文分别列举了几则其他的牙痛医案，有肾虚犯寒者，处麻黄附子细辛汤加玄参；有胃火郁蒸者，处调胃承气汤加少量细辛。由此也可以看出，细辛当是一味治疗牙痛的好药。现在有很多治疗牙痛的成药就是以细辛为主药的，如丁细牙痛胶囊等。

除此之外，宋老还不厌其烦地罗列了许多他用过的治牙痛的效验方，我们似乎从中能够感觉到宋老的良苦用心。既然说民以食为天，那牙齿自然关乎人一生的幸福。现代医学下的牙科，在修补封堵以及假牙安装方面有优势，真正从治疗上着手从保留牙齿上考虑和使用的有效手段不多。中医在这方面有也有缺失，中医分科内、外、妇、儿、五官科都有，唯独没有中医牙科，这不能不说是一个遗憾。有很多齿病，特别是非龋齿及阻生齿导致的牙齿疼痛，通过中医的辨证治疗，以及合理的使用效方，是可以治愈的，避免了草率地把牙拔掉，这是一件多么美好的事情。其实很多人都不知道，牙痛的原因并不一定在牙本身，内伤外感，风、火、痰、虚、湿、食等皆可导致牙痛、牙齿松动，而中医在这方面恰恰有其长处。人体的骨头是有数的，牙齿也是有数的（中医说齿为骨之余），一但失去便不可能再重新拥有，希望更多的人不要无谓地弄丢自己那些裸露而坚硬的"骨头"！

大黄治牙痛

大蒜治肝硬化

藏器曰：昔有患痃癖者，梦人教每日食大蒜三颗，初食遂致瞑眩吐逆，下部如火，后有人教取数瓣，合皮截却两头吞之，名曰内灸。果获大效。

——李时珍《本草纲目》

因为医案叙述过于简捷，没有提及任何症状，所以此痃癖可能是肝病的肝脾肿大，也可能是其他疾病表现的脐腹部结硬。但我要说的是，在民间大蒜是治疗肝病特别是肝硬化的妙药。

万友生先生说，20世纪50年代有一个卫生院院长给他介绍过一个大肚子病例，该患先后在省、地、县医院住院，因属晚期肝硬化腹水，经治无效出院。患者回家后，采用当地民间流传的鳖鱼大蒜验方：鳖鱼500g，生独头大蒜200g，水煮烂熟，勿入盐，淡食之。服后大肚子日益变小，终告痊愈；并经该院详细检查，证实肝功能已完全恢复正常。据说此验方在当地还曾治愈过一些晚期血吸虫病肝硬化腹水。万先生从此留意此验方并向亲友推荐使用屡有获效，如：张某，男，中年人。患晚期血吸虫病肝硬化腹水，腹大如鼓，四肢消瘦，曾在省某医院住院治疗无效，就诊于万先生处，当即授以鳖鱼大蒜方。患者回县后，坚持服用一个多月，共食鳖鱼40～50只，据患者说，服后小便数量日益增加，腹水迅速消退而愈。（王鱼门《万友生医案选》）

看到这个验方，很自然就会想到《金匮要略》治疟母的鳖甲煎丸，于是顺理成章地认为主药就是鳖鱼，至于大蒜至多不过是借其辛味增强宣散而已。

《广东中医锦方选集第一集》（1959年12月出版）载："民间中药验方黄豆、蒜头治疗肝硬化腹水二例，一例痊愈，一例显著进步，现仍继续治疗。二例病人是经县人民医院及梧州工人医院，检查证明为肝硬化，而又是屡医无效的病例。处方：黄豆4两，蒜头5两。慢火煮约4小时，不加油盐，空腹服食。"一目了然，此验方与万友生先生使用的鳖鱼大蒜方共有的药物就是大蒜，两个方都只有两味药，这就不是偶然了，大蒜在这里显然是非常重要的，应该是起到了不可或缺的治疗作用。

除此之外，民间还有大蒜外敷治疗肝炎、肝硬化的治法等，也有人从药理成分大蒜素对肝纤维化的治疗作用进行研究，这些都说明大蒜对肝硬化及肝硬化腹水有可靠的治疗作用。

代赭石治脑震荡

　　陶某，男，48岁，某粮管所副所长。1979年10月5日上午，与邻居因事争执，被木棍击伤头颅、腰背及眼部，当即晕仆。急送某区中心医院急诊。

　　在该院留观12日，诊断为"脑挫伤"。出院时腰背及眼外伤渐愈。血压由入院时220/130mmHg下降为130/90mmHg。其时主症为头晕泛恶剧烈。于出院当日邀余往诊。自诉：击伤伊始，即晕不可支，旬余以来，虽针药迭进，而症无少减，只能静卧，不能稍动躯体，稍稍动作，即觉天旋地转而眩晕欲仆，随即泛恶频频，但不欲吐。一日三餐及饮水服药，均由家属喂饲。余诊得脉象弦滑，舌质舌苔无异常。径予：

　　代赭石100g，加水两大碗，煎至一大碗，待温后，以汤匙缓缓喂饮，约四小时左右饮尽。

　　当日下午开始服药，至傍晚，甫尽药汁之半，已可自行翻身。于是续服前药而尽其剂，及夜半，独自下床登厕矣。然步履蹒跚，时欲以手扶物。翌日又服一剂，即恢复正常。直至1989年以他病逝世，生前未见任何脑震荡后遗症。

　　　　　　　　——邹孟城《三十年临证探研录》

邹孟城，上海中医，无其他详细资料可查。虽名不见经传，但读其书可知当属明医。他的这本汇集了平生个人心得及经验的著作，出版于2000年，彼时中医环境及氛围没有现在这样好，因此他的这本毫无保留的心血之作还是在别人的资助下以自费方式出版的，初版仅印4000册。我大概是2003年在网上无意中看到了这本书的电子版，反复阅读获益良多。

邹孟城说他先后治过这样的病四五例，用他的话说都是"投剂辄应"。

他在书中明确交待，这个经验不是他的首创，而是学自民国中医曹惕寅先生的《诊暇录稿》，这本书初版于1927年，后未再版。并且他在书中录了曹先生的验案原文。

"粤东范君之女，年五龄。自楼窗跌仆下坠，狂妄躁语。与饮饮吐，得食食吐。不能辨识父母，目不交睫。或云肝阳挟痰，或谓温邪痰滞。历五日医药罔效。后经其友绍余往诊，切其脉错乱无定。外既不伤于风寒，内亦无病于痰滞，筋骨肌肉，亦无重伤，实以身躯颠倒重震，浊气反上，清气下陷，姑宗镇胃降浊法治之。独味煅代赭石五两，煎汤三大碗，每隔十分钟用小匙饮五、六匙。饮未及半，神识大清，呕吐亦止，啜粥一盂，安卧而瘥。"

曹氏解释病机是浊气反上，清气下陷，取赭石之功是镇胃降浊，似未超出赭石降逆平肝的功效，却又有会心胆识之处。矿石类中药，远不像我们想象的那么简单，若能用得好，皆有卓效。赭石降浊有殊功，其实更有升清之作用，后世用其治疗贫血，即是明证。

从曹惕寅到邹孟城，可证赭石对于脑震荡、脑挫伤所致的眩晕、呕吐具有卓效，是此类病症的首选特效药。唯使用方法应该引起注意，都是大剂宽汤，少量频饮。凡是重剂猛药皆为霸道之法，若对证取效多在一剂之内，无效则不可轻易再服，免生他变。

张锡纯认为生赭石压力最胜，能镇胃气、冲气上逆，开胸膈、坠痰涎、止呕吐、通燥结，为救颠扶危之大药。曾以一味赭石治顽固呕吐，用法用量亦有其独特处：一妇人，连连呕吐，五六日间勺水不存，大便亦不通行，自觉下脘之处疼且结，凡药之有味者，入口即吐；其无味者，须臾亦复吐出，医者辞不治。后愚诊视，脉有滑象，上盛下虚，疑其有妊。询之，言月信不见者五十日矣。然结证不开，危在目前。《内经》谓："有故无殒亦无殒也。"遂单用赭石二两煎汤饮下。觉药力至结处不能下行，复返而吐出，继改用赭石四两，又重罗出细末两许，将余三两煎汤调细末服下，其结遂开，大便亦通，自此安然无恙。至期方产。（张锡纯《医学衷中参西录》）

这是一例孕妇的妊娠呕吐，而赭石是一味妊娠禁忌药，张锡纯偏就重用一味赭石，在初服失败后，加重剂量汤散并进，一举治愈。没有胆识胸无定见，恐怕早就罢手了。

胆汁治肝病

　　某日，我至食品单位诊病，诊余杂话，偶尔谈及购食猪肝，当时有一经验丰富之职工云："购食猪肝，如新买即食，可摘去胆囊；如延数日后再食，可保留胆囊贮藏，俟煮食时再摘除胆囊，则煮熟之肝，汤色正，味道美，质韧耐咬，为肝之正味；如摘去胆后保存之肝，延日煮食，煮熟后，汤呈黑色，味亦变劣，肝质变糟，不能适口。"我听后，大受启发，再三揣摩，谛思宰割畜之肝胆，胆尚有保肝之用，而况人乎？

　　嗣后，邑之北乡某村林姓，其患肝硬化数年，曾在省级医院做过确认，经过各种治疗，效果不著，最后返里，已发生肝昏迷，医皆诿为不治。后得里人献一验方，灌服各种胆汁（如鸡胆汁、猪胆汁、羊胆汁），服用先后无序，服量亦无定数，天天服、顿顿用，如是昏迷逐步清醒过来，后竟完全脱离险境，现已行动自如，饮食照常。

　　据上所述，说明胆汁是有护肝、保肝、养肝作用，或还有其他未发现的作用，尚待研究。

——柴浩然《黄河医话》

本文充分证明了中医脏腑表里理论的正确性，一脏一腑、一阴一阳相互依存、相互为用。很多较重的胆囊炎胆结石患者求治于西医，其治常常是一切了之，不到万不得已，此法实不可取。

作为一名职业中医师，不能因为此方过简而弃之不用。遇肝病患者，稳妥之法是处对证之方药，若再辅以胆汁，得愈之希望岂不是更多一筹？好中医皆是有心之人，生活处处皆学问，对于中医人来说，注意观察和思考，是良好的习惯也是必备的素养。

上文从头到尾说的都是鲜胆汁，意在说鲜胆汁疗效更好，但亦有用胆粉治疗肝病者，如：刘某，男，40岁，1963年3月8日入院。于入院前两周，头疼发热，随之食欲不振，恶心呕吐，入院前7天发现一身面目悉黄，黄色鲜明，伴有倦怠无力，身痒口渴，但不多饮，大便干燥，溲黄若酱色，已6天粒米未进，舌苔白厚而腻，脉象弦滑，证属湿热郁蒸，发为黄疸，阳黄之候。经实验室检查诊断为急性黄疸型传染性肝炎。治疗用猪胆（鲜猪胆取汁烘干，研细面入胶囊备用。根据黄疸指数，每日用量3～5钱，分3次服）日用量4钱，每服1/3量，日3次，治疗3天后恶心呕吐止，能进饮食，大便干燥改变，头疼减，治疗10天后胃纳量大增，黄疸消失，身痒除，溲色转淡，大便溏泻，日3～5次。将猪胆日用量缩减为3钱，两天后，大便即转为正常，3月31日出院。（王馨远《江苏中医》1965年7期）作者用此法经治10例急性黄疸型传染性肝炎，平均住院13.6天，全部治愈。所用虽为胆粉，但是用鲜猪胆汁烘干制取的。

蛋黄油治心悸（先天性心脏病）

　　翟某，男，7岁，山东省单县卧龙岗人。1967年6月12日初诊。心慌气短3个月。1967年春天偶有不适，即延医诊治，听诊发现有"先天性心脏病"，赴河南省商丘市医院住院2个月。未见病历，服药不详。患儿身形尚好，发育正常。唯行动时心慌气短、面唇发绀。饮食正常，二便无异，四肢厥冷，脉沉细而微，舌苔薄白，虚里动则应衣。此属心气不足，血液循行不畅。治宜补养心肾，以水济火，以心气充足，促使血液循环得畅，遂以鸡子黄油与之。

　　鸡子一枚，饭锅上蒸熟，去皮与清，单取鸡子黄，用手捏碎，放入小锅内，火上炒之，用筷搅拌，逐渐由黄变黑，由稠变稀。待其蛋黄渣缠绕在筷头上，锅内的油达清稀时即成。倾入酒盅内，待温，用白开水冲服。每日1～2枚。以60日为一疗程，停药休息一两周。第1个疗程后，病情大有好转，续服第2个疗程，然后停药，逐渐恢复了健康，跑步急走，均无不适。

　　——李凤翔《李凤翔疑难病治验录》

蛋黄油在民间被广泛使用，治疗各种疾病，特别是皮肤和黏膜疾病，如烧烫伤、湿疹、皲裂以及各种溃疡等，对于久溃不敛的疮疡，也有良好的收敛生肌作用。蛋黄乃血肉有情之物，补养心血亏虚，治心悸、失眠等功能性疾病比较常见，也有着草木之品无法替代的功效，但治疗脏器的器质性病变如此案的先天性心脏病有如此良效，让人惊奇。

该患并没有权威医院出具的"先天性心脏病"的明确诊断，只是家长叙述说有医生听诊后"发现"有先天性心脏病，虽然其种种表现的确极似"先心病"，还是不免让人心中狐疑——蛋黄油有这么大作用？可以改善或修复心脏的缺损？李凤翔先生在案后的分析中说："余刻意精研，探微索隐，得出治此先天性心脏病的妙药，在临床上屡用屡验。"看来，这种方法是可以禁得起重复验证的。

蛋黄油的炼制需要经历几次之后方能熟练，因制作较为麻烦，一次可多做些，否则量少损耗太多，所剩无几。蛋黄炼油之后，味道由香变得极苦，病孩能够久服也需要有坚持的勇气。

刀豆子治呃逆

有人病后呃逆不止，声闻邻家。或令取刀豆子烧存性，白汤调服二钱即止。此亦取其下气归元，而逆自止也。

——李时珍《本草纲目》

病后呃逆当属虚，而声大至邻又似实。刀豆子温中下气、和胃补肾，却又独具治呃逆之长，多么巧妙的吻合。看来刀豆子治呃虚实皆可，亦是一妙药。

对于一般的打嗝不止，何绍奇先生从他人处学得一法，我如法炮制，颇有效验。说来其法极简，并不用药，也无需用针，取一大信封，将口撑开，口鼻纳入其中，令周边贴紧面部不漏气，然后做缓慢反复深呼吸，重复几次之后，即刻止呃。若一时找不到信封，可取适当大小的塑料袋或软纸盒代替，我试过多例，效果亦佳。其理就是深呼吸降肺气，肺气降胃气则降，胃气降则不上逆，故呃愈。

地牯牛治骨结核

1958 年，我被保送到北京中医药大学，爸爸从陕西城固来信说：你姑去年去西安做手术，最后诊断为膝关节结核，中医称附骨疽。手术后刀口 1 年多长不上，天天从瘘管流出很臭的脓，你在课间问问老师，有什么好的治疗方法，写信给你姑姑。我接受这个任务后，去外科打听，都说没有好办法。一天我翻阅中医杂志，里面记载：一个中医外科世家，爷爷和父亲都是著名外科医生，治不好亲孙子的附骨疽，孙子在床上度过了童年和青年时代，自己在《外科全生集》中找了一个"推骨散"：蜣螂、干姜各等分，碾细粉，用探针棉纱把药送入脓管内，不但不能把腐骨推出，异常疼痛难忍，就不敢再用。一次偶然的机会，翻阅小学生字典"蜣螂"条下注解，蜣螂不是屎壳郎（推粪虫），是在沙地上做窝抓虫吃的一种小动物，即我说的"倒退牛"。我看完这篇报道，把这个新的推骨散牢记在心，想给我姑姑试试。

1959 年放暑假，首先去看看在病中的姑姑。吃完中午饭，姑姑坐在小凳子上换药，我仔细观察，在膝关节外侧梁丘穴部位，有 1 个流脓的瘘管，深约 2 寸，溃破处轻度糜烂。下午 3 点多，我带着表弟去西河滩沙堆上去找倒退牛。因雨后不方便寻找，表弟说他放牛避雨时，在山岩下盐碱地下见过倒退牛打的沙窝，我们又上山去找，在 1m² 大的地方抓了 19 个倒退牛，装瓶拿回来，要把倒退牛洗干净，放在瓦上焙干，和碾好的干姜粉等量和匀，问了几家邻居，干姜找不到，就是找到也无法碾成粉。第 2 天和姑姑商量，不碾成粉，把倒退牛用凉开水洗干净，利用它习惯倒着走的习性，用镊子把倒退牛放在脓管口，一个个倒退牛得意洋洋地倒着钻了进去。第 1 次钻进去 7 个，用消毒纱布封住疮口。第 2 天打开一看，脓比平时多 10 倍，洗净疮口又放进去 7 个，如法封口。第 3 天打开一看，脓一下少了一半。仍如法操作，先后放了 7 次，脓水已排尽，疮口愈合，再也没有复发。没想到活着的倒退牛把结核一扫而光。

——高齐民《高齐民先生经方临床经验集》

高齐民先生后来又用倒退牛、干姜组成的推骨散，治愈了邻居家儿童的附骨疽，余药赠予他人，又意外地治好臁疮。按照高先生的描述，此物应为蚁蛉的幼虫蚁狮，俗称倒退虫、沙牛、金沙牛、地牯牛、睡虫等，其中比较常用的是地牯牛（以下均称此），我查阅文献没有找到它还有蜣螂的别名。地牯牛与屎壳郎均有蜣螂之别称？可能是二物一名。查《外科全生集》所载原方名为推车散，王维德第一句话就是推车虫即蜣螂，感觉王维德原方所用推车虫十有八九就是指屎壳郎。而从高先生在某中医杂志上看到的报道及其本人的使用来看，起到神效的恰是地牯牛而不是推车虫，为什么会出现这样的情况？无法起王洪绪先生于地下，恐怕是难以弄清个中原委了。

附骨疽包括现代医学的骨髓炎和骨结核，《生草药性备要》说地牯牛：治瘰疬。瘰疬当然包括颈部淋巴结核，也许地牯牛可以治各种结核，但这味药很多本草书中都未收载，知道的人更少，药房中也不备，也没有查找到更多这方面的报道。

《本草求原》载地牯牛：通窍利水，治淋。有人用一味地牯牛口服治疗肾结石，治愈率达84%，排出的最大结石达0.9cm×1.4cm，一般认为这么大的结石是很难通过尿道狭窄的。方法是：温水冲服地牯牛末3g，日3次。连服7日，停药3日再服，30日为一个疗程。（刘兴烈等《河北中医》2000年第4期）

也有人用复方地牯牛散治疗褥疮，这与高先生邻居以其余药治疗臁疮也相映成趣。

回到本案的主题，不管是骨髓炎还是骨结核，无论中西医都属难治性疾病，地牯牛的一系列案例，给我们治疗此类疾病带来了希望和信心。这种对骨病的强大修复能力和愈疮能力，甚至点燃了我们以此尝试去治疗其他骨损伤的梦想。其实已经早有人在如此应用。有中医同道以地牯牛治多例骨折，取得了极佳的疗效。如治范某，男，40岁，因车祸致右上肢肱骨骨折，行复位外固定后，服用地牯牛散（地牯牛挖出后，用新瓦焙干，研细粉，黄酒冲服，1次服3个，1日2次），3日后患肢肿胀疼痛消失，3周后患肢活动自如，X光检查示骨折处骨痂已形成，达临床愈合。

　　说到附骨疽，除了地牯牛，也有人用蜈蚣治疗，取得了不错的疗效。夷正瑞用民间验方一味蜈蚣散，治疗慢性的久不愈合的深部脓疡（骨髓炎、骨结核），久治不愈或治疗不当而形成的各种窦道、瘘管，常有分泌物渗出为主治对象。典型病例如季某，男，28岁，右胯患"附骨疽"，由于某种原因失治而形成"窦道"近两年不愈，后单用蜈蚣散（蜈蚣一至数条，干鲜不拘，焙黄，研末）掺药捻透入，一周后碎骨排出，两周创口愈合，未服任何药而痊愈，迄今6年未复发。（夷正瑞《江苏中医》1965年第2期）

　　蜈蚣治疗结核应该已经不是什么秘方了，既然治疗结核，骨结核自然也不例外。如国医大师朱良春治费某，男，57岁，农民。患骨结核4年，左腿有瘘管2处，脓水淋漓，终日不绝，行走困难。给予蜈蚣散粉内服外敷（蜈蚣烘干，研极细末，装胶囊，每服5粒，每天2次。同时外用凡士林纱布条蘸上蜈蚣粉，填入瘘管内，每天1次），10天后瘘管分泌减少，瘘道逐步变浅，2个月而愈。（朱步先《朱良春用药经验集》）

　　另外，诸多病例表明，蜈蚣内服治疗结核时，用散剂疗效要高于汤剂。

地榆治胃溃疡

赵某，男，42岁，干部。胃脘痛已8年余，经常胃痛吞酸，食后2小时许痛作，冬春较剧，便难不爽。3年前经钡餐检查确诊为胃小弯溃疡。去年曾吐血，今又发作，量多盈盂，色紫成块，口干欲饮，苔黄质红，脉弦。证属胃有郁热，迫血妄行，予地榆汤以凉血止血。生地榆45g，水煎服，2剂。

二诊：药后胃部颇适，吐血渐止，苔黄稍化，质红略淡，脉小弦。前法既合，继进2剂并用生地榆60g，延胡索30g，乌贼骨30g，共研细末，每服3g，每天3次，食前服，以善其后。4个月后，钡餐检查，壁龛已告愈合。

——朱步先《朱良春用药经验》

胃溃疡吐血，且量多，属急危重症，朱良春先生仅以一味生地榆重用，未杂任何他药，大医成竹在胸的洒脱可见一斑。清热未选釜底抽薪的大黄，止血未用圣药三七，敛疮也未择独擅其长的白及，只一味生地榆而兼具以上三药之功，大师对此药的掌握和应用得心应手。

生地榆清热而不伤胃，这一点颇为难得。我们总怕清热药伤了脾胃，未及攻城反先失一地。对于生地榆，这一点担心仿佛是多余的，它不须反佐药画蛇添足。

在以往我们的用药经验里，特别是院校毕业初出茅庐的学生，所熟悉的是地榆功效是清热凉血止血，所熟悉的方剂大概是地榆散和槐角丸，是治疗血痢、肠风下血等下焦出血的方子。至少我本人当年就是这样，所以当我看到张志远先生将生地榆用于崩漏的时候，都觉得这是学至深处，融会贯通的表现，钦佩不已。读了朱良春先生这则医案，似乎才忽然觉得，就算你行了一辈子医，用了一辈子药，但随便拿出任何一味药，你都不会了解其全部功用。

其实对于胃病来说，地榆不仅治胃溃疡，治疗各种表现的慢性胃炎也有不俗的疗效。贵州名医石恩骏就从当地一草医那里学得一味地榆饮，专治慢性胃炎。

地榆作为烧烫伤的常用外用药，对皮肤的修复能力不容置疑，同样，它对黏膜的修复作用也是惊人的。再联系本案就会知道，它又岂止治下焦出血与中焦的胃病呢！

地榆还有清热补虚的作用。浙江名医董汉良先生撰文说，槐角地榆汤是当地老中医黄载枚先生用于临床退热的民间验方，该方由槐角、地榆、滑石、元胡、木香、前胡、桃仁、桑白皮、黄芩、枳壳组成。用于治疗"脱力伤寒"的发热不退、全身疲劳、四肢无力等。董汉良本人亦曾以此方治愈一例外感发热屡治不效的病例。脱力伤寒，就是外感之后，极度虚乏衰惫。

其实在朱良春前辈的医案中，虽然没有直说，但可以领会得到，吐血盈盂岂能不虚。这不由得使我想到了一个肿瘤科常用的中成药地榆升白片，难道这不是地榆补虚的又一个证明吗？

地榆不仅仅是一味凉血止血药，其用多矣！

对口草治胃癌

　　患者徐某，年过知命，早岁曾为高级职员，后调到某粮店当营业员。年方半百时得胃腺癌症，化疗及中草药悉遵医嘱，与医家配合默契。虽屡经复发，尚能调摄自护。其时约在七十年代初，具体年月已不复记忆。忽一日旧疾作，胃脘肿胀高突，疼痛不可忍，且滴水不能饮，以小匙少少与之亦必吐出。饮食更无以进，仅靠静滴葡萄糖维持生命。幸其老妻敏慧，痛哭流涕之余，闻说对口草可治此病，即急函各地亲朋好友，从速寻觅。竟得某地一老太将珍藏数十年之一枚稀世之物，奉送与彼。据云此物乃新死之人口含金器者，其气自口直上棺盖，日久于盖外对死者口处，生一毒草，即对口草也，采归阴干，妥为收藏，可治诸般毒疮。干品色紫黑，仅如绿豆大，该老太太以十数层绢面包作一大团，可见其珍藏之谨也。徐家得草，如获至宝，急急放入碗中，加清水数匙，待稍软润，即隔水蒸炖，炖毕速送医院，此时顿见奇迹：以小匙少少灌入徐某口中，竟不吐，连续将小半碗药汁饮尽，终不见吐，过数小时饮以葡萄糖开水，亦不吐，次晨喂以米饮，亦能受纳。于是草中加水炖取二汁，复喂饮如初，最后连蕈吃下。由此呕吐立止，一周后，脘中胀痛消失，病灶恢复至发作前之程度，渐可正常饮食及自理生活。一月后竟上班复工。以后仍服某院之草药及接受化疗。五个月后，旧病再次复发，因无从觅取对口蕈，而终至不救。

——邹孟城《三十年临证探研录》

这个病例不是邹孟城先生治的，但是他亲自核实过的，千真万确。不过绿豆大的一个小东西，竟能起死回生，虽然没能最终治愈，但疗效已经相当惊人了，而且引人思考，我们是不是应该从这一点开始深入研究一下？！

刘力红先生在《思考中医》里有一段记述，与此相映成趣。广西宾阳县有一位名叫廖炳真的老中医，此人擅治蛇伤，也擅治骨癌，骨癌是所有癌症当中疼痛最剧烈的，别说止痛药，就是麻醉剂用上，也不见得有效，但这个廖老中医治此病有个绝招，虽然骨癌最后不一定都能治好，但疼痛却可很快消除，极大减轻了患者的痛苦。他的方法就是在一些草药里加一味特殊的东西，煎汤外洗患处，洗几次以后疼痛就能逐渐消除。不加这个东西，就完全没有这个效果。这个神奇的东西就是棺材底板上长出的一种东西。过去人死了都是土葬，把尸体放入棺材里再埋入地下，尸体逐渐腐烂，渗到棺木的底板上，连同木质一同腐坏，上述这个奇物就由此而生。刘力红先生的解释是肾主骨，肾之臭为腐，在所有的腐气里，尸腐最烈，同气相求，故此物治骨癌之痛。

是不是挺有意思的？我当年读这段话也没太当回事，而且有些令人费解：即便是棺材底部真的长了这个东西，它是长在棺材底部，怎么看见？又怎么得到？掘墓？现在看来这些不解都不重要了，重要的是两案相互佐证之后，让我们不得不信以为真。

这两个东西和立马锥还不同，立马锥是人死后欲腐未腐之天灵盖骨，而上面所述两种东西都是人死后所滋生之物（这就有再生的意思了），一为腐尸所养，一为口中余气所化，一为止骨痛，一为开胃气，而皆有祛病抗癌之功，我都有些怀疑，化腐朽为神奇这个成语是不是从这来的。

对口蕈远在土葬的年代就是稀罕之物，现在就更难掏弄了，有钱也没处买去。不过本书另文所述的白鹅血在治顽固呕吐、抗肿瘤方面也有不俗的表现，且药源极为广泛，稍微费点事就可得到。

防风治耳鸣

  2012 年的冬天，为了生计我到处奔波，偏偏诸事不顺，焦头烂额。一天早上起来，几乎在坐起的同时，突然右侧耳鸣，且伴有耳内不通之感。那时整好借宿在同学家，他给我量了血压，130/90mmHg，他说是高血压所致，给我吃了两片降压药。当天我要赶回大庆，坐在火车上，感觉整个头部都是憋胀的，像要炸了一样，火车的震动都让我的头不舒服，但并不疼痛，耳鸣也越来越厉害，用双手把耳朵堵住也无济于事。

  好不容易捱到家，整个人疲惫而又烦躁，我想睡一会儿也许会好些，可是根本无法入眠。我在心底回想着治疗耳鸣的办法，觉得针灸应该最快，于是取中渚、外关等穴逐一刺入，满怀希望留针半小时。其实过了十分钟，我就知道了，没用！我突然想起不知何处看到过，重用一味防风治耳鸣。俗话说病急乱投医，其实病急也可能乱用药。那时家里有很多中药饮片，我让妻子去找防风，结果她翻了半天，拿着一个千疮百孔的塑料袋给我看，里面约有大概 80g 防风，已经被虫蛀得几成空壳，那我也让她筛筛都煎了。喝了一碗滋味怪异的虫蛀防风汤之后我就躺下了，不知过了多久，昏昏睡去。半夜醒来感觉口渴，喝水回来躺在床上，突然发现耳鸣已无影无踪，头脑也异常清爽。

——笔者自验

那天晚上剩下的时间我睡意全无，我为这不期而至的耳鸣被一包烂防风扫荡而去兴奋不已。我知道这应该归功于防风的疏肝散郁作用，无风不作响，防风可息内外之风。后来我遇到了几例难治的耳鸣，但无一例外都是老年性耳鸣，且多数伴有高血压，故不敢贸然大剂使用防风，怕防风的升提会导致意外，所以在我身上出现的神奇疗效并没有在我的患者身上再现。

又过了几年，我遇到了一位年轻女患者，她得了暴发性耳鸣五天，去医院做了多项检查未发现器质性病变，同时进行了输液和高压氧多日，没有任何效果。听从朋友的推荐找到了我，寻求中医治疗。她明确表示五天前坐在车里被风吹了一下，瞬间觉得右面部及耳部不舒，继而很快出现耳鸣，至来诊时从未休止。平素体虚，血压偏低，月经量少，便溏，头晕，嗜睡，舌淡脉弱。我开始用补中益气汤，很快各方面都有改善，唯独耳鸣未减。这次我没有犹豫，在原方上加了防风60g，本以为会一战而胜，结果一周后复诊得知，没有丝毫进展。我想了一会儿，认识到病根还是在气血不足，邪之所凑，其气必虚，光用防风祛风疏肝无益。于是我将黄芪也提高到60g，果然，从此诊以后病慢慢就好了。

总结起来，一味药取效，也有种种情况的不同，有的某药治某病，为其独有之功，不需辨证；有的则需要斟酌分析后灵活使用方可建功。

蜂房治遗尿

成人尿床是件很痛苦的事，记得三十多年前，我在甘肃碧口工作时，有一同事，从小患此病，偏偏此君又天生奇懒，尿了床，不洗不晒，以至室内尿气冲天，人皆掩鼻。他自己也是做医生的，用过肾气丸、缩泉丸之类，毫无用处，因此对于治疗失去了信心。

我过去治疗此病时，也颇下过一番功夫，有效者少，不效者多，或暂时有效，停药又犯。后来在补脾肾方中加甘草、麻黄、龙骨，效果好一些，但也不理想。后来读我们四川中医耆宿李斯炽先生的一本书，发现李老有一单方：公鸡肠一具，洗净，加调料炖汤吃。试用以后，有一定疗效，但因为加工麻烦，又要天天吃，除非开饭馆的，否则哪有那么多鸡肠？

1998年春，我与朱老（朱良春）在厦门海外中医培训中心讲学、门诊，当谈及此病时，朱老说不妨用蜂房散。一年前，有一高中女生宗某来诊，患尿床二年多，花了很多钱都没治好，心情之压抑自不待言，且因此而无法住校，学习成绩下降。我即用蜂房散，服药当天即无尿床，观察至今，其间仅有两次尿床，基本治愈，患者及其父母均大喜过望。

——何绍奇《绍奇谈医》

中医治疗遗尿的方子不少，以补肾固涩为治者居多，大同小异，对证则有效，不对证则寸功全无。我弟弟小时候就有尿炕之隐疾，家人候其入睡一段时间，估计蓄尿已多，即将其唤醒促其撒尿，但他睡眼惺忪、朦朦胧胧、左挠右挠，就是不尿。再度躺下不一会儿就"黄河泛滥"了，有时少不得又挨一顿打。有人出偏方告以鲜猪吹泡（膀胱）一个，装入小茴香二两，系紧口悬挂在屋檐下49天（不直接说49天，出方者一定要说七七四十九天）风干，在瓦上焙酥研末吞服。学中医后回想此方，颇觉这是一个非常富有灵性和巧思的方子，比那些一味补肾者高明很多。何绍奇先生提到的鸡肠我也用过，另有专文叙述。

蜂房的功效极多，可内服可外用，包括治疗遗尿和尿失禁。说到其治疗尿床，江苏如皋医家李浩然先生也有一个很精彩的验案："张某，女，19岁，农民。自幼遗尿19载，经多方治疗无效，由某记者介绍而来，观病者身形并无病象，苔脉亦复正常，唯苦每夜尿床，因其诸法遍试，乃用蜂房、五倍子、茶叶共研为粉，装胶囊，嘱每日下午服2粒，临卧服4粒。自药后夜中每欲遗尿即能觉醒，半月后自以为病愈而停药，不意于停药后第3天宿恙又作，遂连服3月而告痊愈。"（李浩然《壶天散记》）

蜂房治遗尿疗效不凡，但多为小儿或青年患者，对于人群更为庞大的老年性遗尿效果不甚理想。蜂房治小便不禁或尿床，以散剂为最好。现在药房中的蜂房都是生的，要自己把它焙得干而脆，研末吞服其效方佳。这是一件比较麻烦的事，所以应用得越来越少，懒惰是现代人的共性。

蜂蜜治食管（胃）炎

严某，女，27岁，1999年4月9日诊。患食管炎5年，胸骨后时有灼痛，吞咽不利，胃镜检查：食管黏膜充血，肿胀，红斑，黏膜表面粗糙不平，屡治效欠佳。诊见：形体衰弱，中气不足，咽干，时口渴，舌红少苔，脉可。证属阴虚燥热之食管炎。嘱单服蜂蜜，每日早晚各服1羹匙，慢慢咽下，或以温开水冲服，以愈为度。患者自服后，胸骨后灼痛渐减，精神日旺，坚持服4个月，共服食蜂蜜8kg，病愈，此后一直未复发。

——柳育泉《中医临床思辨录》

民间用蜂蜜治疗一些小的溃疡、轻微的烧烫伤、口疮、便秘等，由来已久屡有所见。还有些女性的中药面膜用蜂蜜调和，也是很好的选择，它不仅是基质，也是一味重要的药物。《神农本草经》说蜂蜜"主心腹邪气，诸惊，痉痫，安五脏，诸不足，益气补中，止痛，解毒，除众病，和百药"，所治极多。上案仅一味蜂蜜用于治疗如此严重的食管炎，且最终治愈，于此可见一斑。

蜂蜜既然能治食管炎，那么其他消化道的炎症或黏膜损伤性病变，用蜂蜜是否也能治疗呢？

王某，男，25岁，军人。1953年2月25日入院。患者主诉胃痛吐酸，有时吐血及解黑色大便已1年9个月。1949年，患者由东北随军南下，因常吃干粮而开始吐酸，是年9月在广西突然发生1次上腹部烧灼样疼痛，吐出黑色血约200mL，当时头晕目眩，四肢乏力，住入军医院治疗，症状逐渐消失，出院继续工作。1950年冬参加抗美援朝，因战时生活紧张，饮食不调，吐酸症状复发，并偶有腹痛。但仍坚持工作，直至次年5月食后呕吐，间或混有血迹，并感大便干燥，解出时为黑色硬便，饮食大减，体力不支。乃转回祖国某陆军医院治疗，先后接受奚皮氏治疗、组织疗法、溶血疗法、封闭疗法以及对症治疗，历时年余，症状未获减轻，而转入本院治疗。患者发育中等，营养不良，呈慢性衰弱病容，表情抑郁，全身消瘦，皮肤干燥松弛。胃肠钡餐检查：胃小弯处发现壁龛。决定给予蜂蜜口服，鉴于患者常常呕吐，故每次先以30mL炖温服之，每天服3次。2周后呕吐减轻，乃加至60mL每次，又服1周，大便转软，呕吐更减，于是每次加至90mL，5周后呕吐消失大便通畅，腹痛骤减，饮食日增，身体渐复，查体无病症发现。观察半年，未曾复发，于1954年6月出院。（徐春为《上海中医药杂志》1957年第6期）

这是一例极严重的胃溃疡伴有出血，在某陆军医院治疗一年多，毫无疗效，后转院经用蜂蜜治疗一年多，逐渐康复，蜂蜜之用让人叹为观止。西方有一句谚语：熟人眼里无英雄。这是一种普通现象——对于熟悉的人或事物，反而看不到其长处。蜂蜜即是被我们忽视的一味好药。

蜂蜜能治食管炎，也能治胃溃疡，是不是也可以治疗肠炎呢？肯定可以的，但是这个就更要讲究方法了，否则因为蜂蜜润肠，不但病未治好，反而可能使腹泻更重。

　　蜂蜜当然是一味好药，能止痛，能解毒，能治众病和百药，口感又好，但也不是谁吃都行。从上举两例，大致可以看出，虚损性疾病更为合拍，百花的精华当然是偏补的！另外，糖尿病患者慎服，不是说糖尿病患者不能吃蜂蜜，而是现在的蜂蜜纯者极少，掺糖者颇多，很可能你吃的都是像蜂蜜的糖，那就得不偿失了。

凤尾草敛疮止痛止血有速效

李某，男，1岁6月。1989年11月28日诊。近5天来发现小儿爱哭，继后见舌尖及下唇起溃疡。经乡、区医院治疗4天仍未见好转。诊见：满口腔均有白色溃疡，大者如豌豆，小者如芝麻。啼哭，不能进饮食。诊为鹅口疮。当即采凤尾草如鸡蛋大一团，捣绒，纱布裹，挤水缓缓滴入口腔，约半小时后，小儿啼哭止。后再换药包，如枣子大小，放入口腔内缓缓转动1～2分钟，约过1小时左右，小儿已能进流质饮食。

——张继宗《四川中医》1990年第7期

作者说此方法他得自一草药医秘传，治疗小儿鹅口疮数十例，均在1小时内痊愈。所有的溃疡灶在一小时内愈合？若非亲见实难让人相信。但若说凤尾草短时间内先止其痛继敛其疮，这种可能性还是存在的。和很多民间流传的烧烫伤药一样，凤尾草用上之后患者也会立刻觉得清凉痛止。如："何某，男，20岁，1990年8月9日因被酒精烧伤急诊入院。检查：腹部及双下肢大腿内侧等部位成Ⅱ度—深Ⅱ度烧伤，总面积约30%，入院后立即用凤尾草淡绿液体清洗创面，病人疼痛即止。清洗约15分钟，创面颜色及温度与正常皮肤相近，再涂上深绿色药液，暴露，每隔1小时涂药液1次……2周后痂皮全部脱落，外观平整，无色素沉着。"（蒋道德《云南中医学院学报》1993年第1期）

不仅如此，凤尾草治疗某些过敏性疾病及带状疱疹也疗效迅捷。蒋祖明治疗小儿过敏性阴茎包皮水肿，用鲜凤尾草2～3棵连根洗净，加水1市斤，煎煮后用水趁热熏洗患处。每日1～2次，每次10～15分钟。经试用20余例，一般都在应用2日内痊愈。（《江苏医药》1977年第12期）

吴忠贤治罗某，男，25岁，左侧臀部突发红斑，水疱性疙瘩成片，烧灼样疼痛，坐卧不安，伴发热。即用单味鲜凤尾草捣烂敷患处，连用3天即愈。（《浙江中医杂志》1994年第11期）

凤尾草的功效主要是清热解毒、凉血止血，因此对出血，特别是复杂的感染性出血，也有较快较好的疗效。如"袁某，男，42岁，工人。因患胆囊炎、胆石症曾先后手术过2次，但仍反复发作。这次又因上腹剧痛，伴寒战、高热、巩膜黄染，诊断为'胆道残石，伴化脓性胆管炎'而施行第3次手术。手术探查证实：总胆管内有残石一颗伴化脓性胆管炎，且右侧肝内胆管全是脓液。经冲洗并放置'T'形管引流。但术后胆道感染未能控制，仍寒战、高热，术后18天出现心窝部胀痛，'T'型管内出现血性胆汁，持续4天。血红蛋白从8g降到3g。除给予止血剂和输血外，于出血第4天服单方1剂（凤尾草3两，黄糖4两，水3碗，煎服）。服后患者感到腹部舒适。思食，胆汁转清。连服6剂，胆道不再出血。"（宁波市第三医院外科《新医药学杂志》1974年第10期）

说到凤尾草治疗出血，还要提到一件事。我在个人微信公众号上发表了一篇肝癌晚期肿瘤破裂出血的医案，一位可能是中医同道的网名为"劳谦君子"的热心网友私信我说："癌症引起的出血可用凤尾草，此草对癌症有效。"近年来研究表明，凤尾草有抗肿瘤作用，结合以上所述，我觉得这位网友的话是可信的。

茯苓治脱发

徐某，男性，21岁，于1974年7月6日来诊。患者系发秃症，头顶上如胡桃大圆圈，连结成片，渐成光秃。见者多说此症难愈，心情懊恼，忧郁得很。

切其脉濡，舌稍白，无其他痛苦。为处一味茯苓饮，茯苓500～1000g，为细末，每服6g，白开水冲服，1日2次，要坚持服一个比较长的时期，以发根生出为度。

约两个月，来复诊，发已丛生，基本痊愈。

忆及其父10余岁时，亦患发秃，脱去三五片，当时即曾投以一味茯苓饮，3月后发生。

张石顽说："茯苓得松之余气而成，甘淡而平，能守五脏真气。其性先升后降。"《内经》言："饮入于胃，游溢精气，上输于脾，脾气散精，上归于肺，通调水道，下输膀胱。"则知淡渗之味性，必先上升而后下降，膀胱气化，则小便利。

发秃的形成，多因水气上泛颠顶，侵蚀发根，使发根腐而枯落。茯苓能上行渗水湿，而导饮下降，湿去则发生，虽不是直接生发，但亦合乎"伏其所主，先其所因"的治疗法则。

——岳美中《岳美中医案集》

脱发是一种常见病、多发病，临床所见以补肾养血为治者较多，充其量是疗效参半。本案可辨的症不多，可依凭者仅脱发、脉濡、舌白。在我的临床之初，这样的表现恐怕也会辨为肾虚血亏，濡脉是无力的，舌白易判为阳虚！岳老自然不是凭空臆测为水饮脱发，所引《内经》言我们看到的就是烂熟于心的脏腑功能，这里岳老显然把逻辑重点落在了"饮"字上，又在张石顽的论述里发现了茯苓先升后降之妙，两者相合，智慧之光碰出的火花，就像一轮古老的明月，又一次照亮了今天的临床。

这并不是一个偶然的例子，患者之父即在年少时脱发，岳老当时就是用一味茯苓饮治愈的。这说明这个办法不但可以重复运用，经得起临床检验，而且，似乎还可以说明此方能够治疗有遗传倾向的脱发。每每读到这样的医案，总是让人在无形中热血沸腾。作为医生，还有什么比这样神奇的疗效更让我们心动呢！

也有人说一味茯苓饮只能治疗现代医学所称的脂溢性脱发，从茯苓的功效看，这么说也不无道理。但岳老显然不是这么认为的，他说："发秃的形成，多因水气上泛颠顶……"一半以上才能称为"多"，不过这多和少具体到每个医生所遇到的患者上，则有可能是不同的。比如，张医生所医脱发5人，既非肾虚也不是水饮所作，而皆为肝血不足，也不是没有可能！

浮小麦治前列腺肥大

　　老年男性易患前列腺肥大，虽可手术，弱者难施。多数患者的病情，虚实夹杂，难解难分。观其形体，多数为虚，可尿涩窘痛，证又属实。常常是反复发作，久而不愈，竟使多数患者老年不得安逸。

　　曾记老前辈传我一方，是治疗该病的良策。即：浮小麦一味，初用120g，微炒，煎汤频饮。1982年5月我遇一亲属，患本病多年，初起症状较轻，常因上呼吸道感染或情绪波动而诱发此病，医生经常给予己烯雌酚治疗，一度有效。但年长月久，加之胃气本弱，况又逐渐增加药量，其后竟至呕恶不能进食，无奈只能停而不用。患者再度复发之际，又出现排尿淋沥，疼痛难已，憋闭不堪，坐卧难安，只能靠导尿维持，又恐感染，殊难调理。索治于我，我恨无良策，猛然想起此法，遂予以浮小麦约500g，令其煎汤频频饮之，真乃切中病机，瞬时即出现别开生机之局面，患者尿畅食增，神态怡然。

　　自此以后，每逢此病，均授予本方，令其长期代茶频饮，有时还加入少许炒糊米或神曲，颇具健胃消食之优。病人赞许简便易行，容易坚持，能防能治。

——徐阳孙《北方医话》

若抛开经方不谈，通常中医对此病的治法一般就是三板斧：利尿通淋、软坚散结、活血化瘀，其效果往往差强人意。

有时候我觉得每一味中药可能都有它潜在的已被人发觉或尚未被人发现的一个或多个独特功用，这就是民间单味方存在且生生不息的理由。浮小麦为人们所熟知的功效就是止汗，这是只知其一。本案用浮小麦治前列腺增生传承于前人，又经作者多次验证，疗效可靠。这就是岳美中所说的专药，即其独有之功也。

浮小麦还有益气作用，就是说它既能通又能补，一味药兼顾两端，祛邪的同时还能扶正，真良药也。

前列腺增生就是前列腺组织的非感染性肿大、臌胀，因而阻塞尿道，小便不畅，本案已证浮小麦对其有独到之功，其表现当然是小便通利了，由此推测前列腺组织一定是回缩了。那么，浮小麦对其他组织的增生是否也会同样有效呢？至少有气虚表现且兼汗证者，用之当有效。

浮小麦治前列腺肥大

甘草解斑蝥毒

斑蝥有两种，一种黄斑蝥，黄脊背上有黑斑点，可入药用；另一种是黑斑蝥，红头大肚体长，毒性最烈，不能入药。其遗下粪便，如落于人之皮肤，立起燎疱。

1951 年，我家所种马铃薯正值秧叶肥茂期间，上面忽然出现了黑斑蝥。某日，我与爱人正在消灭斑蝥之际，斑蝥肠垢溅入爱人眼内，其睑即肿起水疱，疼痛难忍。我心急如焚，忽然想到甘草能解百药之毒。家乡甘草，随手可得。我立刻顺手拔下一棵甘草苗，带有三四寸长一条根茎，把外皮剥去，取甘草汁少许，涂在眼里，令她闭目片刻，肿痛很快消失，此后再未用它药而愈。甘草解毒之效，竟如此神速。若非体验，自不能真知也。

——赵长立《黄河医话》

甘草不仅解斑蝥毒，它可解一切毒。李可老中医擅于以重用附子治疗急危重证，每用附子必同时重用甘草，以解附子之毒，从而防止中毒。忘了是近代哪位老中医了，不管患者何病，若在别处久服中药不愈转投其处，先予甘草 120g，

3剂水煎服，释为解前药之毒，然后再议治。明代陆粲《庚巳编》载：御医盛寅一天早上走入御药房，突然晕倒，不省人事，诸医莫名其妙。一民间医生闻讯后自荐为盛寅医治。投一味甘草煎汤，一服而愈。这件事也惊动了皇帝，问其故，其人曰："寅空腹入药房，猝中药毒，能和解诸药者甘草也。"帝问寅，果然。

甘草可止汗

一人发生水珠，如汗滴不止。用甘草一斤煎汤三四碗，作三四服，其水即止。此症自幼年间服药过多故也。

——沈源《奇症汇》

所谓发生水珠，其实就是头部出汗，汗水顺着头发滴下来。我在整理有关此案的资料时，才猛然发现，原来甘草是一味独特的止汗良药。

文末说此症自幼年间服药过多，沈源借题发挥："少年性淫，过服药石。药毒聚于肾间，积久始发也……甘草善解金石药毒，故独用此。"少年性欲旺盛，是其本性，此为肾气充盛之所致，无需服药；即便是房劳过度需药饵补益，也未必是金石丹药，所以他的解释颇为牵强。

甘草的功效极多，止汗也是其中之一，其实古人早就认识到了这一点，只不过本草中未见记载，但方书和历代医案中却有散见，上案即是其一。《金匮要略·血痹虚劳病脉证并治》炙甘草汤条云其治"虚劳不足，汗出而闷"，已明确指出其可治汗出。至于治疗妇人脏躁的名方甘麦大枣汤，用来治疗汗证特别是更年期出汗异常的例子，那就更数不胜数了。据国外媒体报道，以色列的一项研究表明，食用甘草可以治疗绝经期女性潮热和盗汗，科学家建议医生给绝经期妇女患者开药时增加甘草提取物。

清代儒医景日昣的《嵩崖尊生》中有一方，名为益胃散，主治进餐时出汗，方仅五味药，甘草就占了两味，生甘草和炙甘草同用，加在一起份量是方中最重的药。

综合分析来看，甘草治疗的汗证有中毒、正气不足阳不敛阴、脾气亏虚失于统摄、卫阳被伤营卫失和等，总之甘草治疗的汗证还是与其解毒、补脾益气及其独具的调和等功效有关。

汗血同源，汗为心之液。过汗则既伤阴血也损心阳。甘草不仅治疗汗证，也治疗过汗、误汗导致的变证、坏证。门纯德先生有一个治疗重症失眠的医案，很有代表性。郑某，男，是一位住院患者，已失眠3个多月了，屡治不愈，患病以来从未安静睡过，常于夜晚到院中踱步。门先生问他得此病之前，是否出过大汗？患者说有一次淋雨感冒，自己煮了一大碗葱姜红糖水，喝完后出了一次大汗，褥子都湿了。而且患者平卧时双腿蜷曲，双手捂着胸口。于是门纯德先生处以桂枝甘草汤原方，就两味药，桂枝4钱，炙甘草3钱，结果一剂而愈，当晚入睡，直睡到第二天早上九点多。（《门纯德中医临证要录》）此案中桂枝当然是主药，但甘草的作用同样也是无可替代的。

凡重用甘草，只可暂用，不宜久服，否则势必会引起水肿。

甘草梢治血尿

那是黄师（黄杰熙）20来岁时，遇国民党军的一个师长带其10岁的儿子来诊，言其儿患尿血1年多，尿血时小便疼痛难忍，且尿到地板上的印迹都冲洗不掉，曾服过别的中医大夫开的导赤散、八正散等，均无效，并言患儿越服利尿药病情越重。

黄师见此患儿又黄又瘦，诊其两手脉数，言此病好办，用一味药即可，遂开甘草梢120g，嘱其水煎分4次喝。这位师长很傲慢，认为黄师在吹牛，脸上露出不以为然、将信将疑的表情，连诊费都不给就走了。

不意过了两天这位师长拿来一包点心、两斤肉，还用红纸包了10块现大洋（即银圆，当时1块现大洋可买45斤大米）登门来谢，说这个药特别灵，他的儿子刚喝了一剂即不尿血了，小便也不黄了，真让他太感谢了！

黄师对我说，甘草清热解毒，而其梢利尿作用颇强，不用引经药即可直接进入膀胱、阴茎，凡阴茎中的病皆可放心去用。之所以用此大剂量，盖因此患儿病重且久，量小了难以胜病。

——郭博信《中医治大病实录》

这又是一个值得深思的病案。患儿尿血一年余，首先要分清虚实，望其又黄又瘦似虚，诊其脉数，为热可知，一味甘草梢既清热利尿，又补虚，一举两得。若为一般中医诊至此处恐怕要犹豫了，因为前医所开导赤散、八正散中皆有甘草梢一味，非但无效，且愈服病愈重。黄杰熙断言好办，且坚持只开一味甘草梢，胸有定见，实为"多诊识脉、屡用达药"的具体体现。非诊脉确，不敢断言为热，不识药性，焉敢只凭一味治此重证。

甘草梢清热利尿，我们上学的时候都学过，我孤陋寡闻目力所及用的人并不多，很多药房也只有甘草，并不备甘草梢。也许有医生当用甘草梢时即用甘草代之也未可知。反复阅读此案后，我提醒自己要记住：甘草梢重用清热利尿。

此案患儿重用小蓟行不行？重用白茅根行不行？我觉得也未尝不可，都是味甘淡寒清热行瘀利尿而不伤正，但比较起来，似都不及甘草梢祛邪扶正并存之力，可放胆用之。

量大、一日4次频服、药力持续，也是本案成功的另一关键所在。

俗话说"好虎一个能拦路"，本案病虽重，但并不复杂，所以当取效专力宏之药重用，直捣黄龙，故可收一剂知二剂已之效。药味一多，常常是雨露均沾，没有重点，虽是对证，亦难取效。所以即便是前医认证准确，选方对的，施治后却未轻反重，盖力不达也。

我一亲属，女性，30多岁，四前年曾找我治疗口腔溃疡，说在某三甲医院已诊为白塞氏病，我开了甘草泻心汤7剂，后再未复诊。今年又来找我，还是这个病。自述那次看诊之后，吃了一周药没什么变化，于是又去了省中医药大学，该院否定了白塞氏病，但她们还是找了一位挺有名气的风湿免疫科专家，那个专家告诉她，要不间断地吃两年中药，于是她坚持了两年，但病还是没好。除了口腔溃疡，胃偶有小不适，月经量偏少，腰酸，余无所苦。我开了甘草泻心汤合十味地黄汤，嘱其服用一月。效果不明显。

再诊时仔细询问，方知她的溃疡灶都在舌或上齿龈，溃处红多白少，但疼痛并不明显。思之再三，我认为当属心胃之虚火所致，于是放弃已经开好的甘草泻心汤合补中益气汤，只予甘草梢120g，每日煎好当茶。一周后告诉我较前次治疗效果明显，但服药四天后颜面浮肿。此甘草梢不纯之故，甘草太多，梢过少也。改甘草梢30g，白茅根30g，再服，又调理月余，病愈。

干荔枝治泄泻

　　一人脾虚泄泻，一年有余，诸方不能效。余忆及《池上草堂笔记》有干荔枝能治愈久泻之说，试服果效。始煎 12 枚，渐加 24 枚，服药 1 月，竟愈。

——范文甫《范文甫专辑》

　　岭南人谚云：一颗荔枝三把火，言其性热也，故其所治当为脾阳虚衰或久病脾虚之泄泻。医者常用且与干荔枝功效相似者为龙眼肉，即干桂圆，如归脾汤即有龙眼肉，可治脾虚之泄泻。

　　许多久治不愈的慢性病，屡投复方不应，往往不如单方一味，只要对症药专力宏，来得简单直接且见效迅速。古往今来这样的例子比比皆是，"单方一味气死名医"之事，差不多都是在这样的情况下发生的。这也是一个值得思考的现象。

　　《池上草堂笔记》是一本清代的笔记小说，并非专门的医著。历史上许多行之有效的单验方以及精彩曲折的医案都像一粒粒珍珠一样散落在无数的笔记杂著中，如能广泛涉猎，获益自然良多，但这些一般都是单纯的经验，涉及不到中医的核心辨证。这正是中医的两个组成部分，灵活掌握准确使用，对于提高医术和疗效大有裨益。

狗脊毛外用止血

狗脊，为临床常用中药。其原药材之表面附有色呈金黄、柔润有光、松软如絮之绒毛，名为狗脊毛。在修治加工时，一般均作废品除去，不入药用。如《雷公炮炙论》说："凡修治，火燎去须。"《本草纲目》："去毛须用。"殊不知此药外用，乃为止血良药，用于创伤出血及外疡处理过程中大量出血，均有卓效。

1937年秋，一患者，50多岁，素体肥胖，背患疮痈，初起小如粟粒，擦破后即红肿而致腐溃，演为发背大症，溃烂及红肿面积上下竟达尺许。因其腐肉甚多，故为之手术剪除。手术中，突然疮口出血如注，可能为损伤血脉所致，亟应用压迫法、冷罨法、止血药粉等予以止血，均未能遏制。患者年逾半百，患此大疡，正气本已亏损，如再血出过多，势将更形不支。仓卒之间，偶思狗脊毛具有外用止血之效，药囊未备，遂嘱患者家属急去附近药店觅得两许，按于疮面出血之处。约10分钟许，血溢旋止，当时即予盖覆固定。次日复诊换药时，轻轻除去四边之附毛，仅留出血所在未敢擅动。2～3日后其毛脱落，出血部位亦自收敛。数周以后，其疮亦愈。

由上可见，狗脊毛外用止血卓有成效，可为外、伤科常备之品，以便不时之需。

唯此品内有杂质，必须拣净，如能消毒后研粉应用，则更为理想。

——上海中医研究所《张赞成临床经验选编》

张赞臣先生强调的是狗脊毛而不是狗脊，本草书籍上所载狗脊的功效大同小异，多言其补肝肾、祛风湿、壮腰膝，少有述及其止血之功，唯《本草纲目拾遗》引《职方典》言："（金狗脊）止诸疮血出，治顽痹，黑色者杀虫更效。"将止疮疡出血之功列于首。另外在《增补神效集》中，有王耀亭治血崩方："金毛狗脊一两（切片），荆芥四钱（炒炭）。水煎服，两次愈。"说明金毛狗脊即有止血之功，非独其毛也。想想也是，狗脊能止溺、止遗、止带，难道就不能止血？当然如果是肾阳虚的血证，是最适合的。

狗脊毛更适合外用止血。

瓜蒌利尿通小便

　　季某，女，30岁，农民。患者于12月10日上午6时急诊入院。入院时浆水已破，宫口全开，并已见到婴儿双足及生殖器，患者呻吟不休。经常规消毒后，行会阴切开协助下，拉出胎儿，身体情况良好，阴道流血不多，检查产道裂伤，即以一号羊肠线缝合。宫缩良好，但小便不能自解，作热敷无效而予导尿。12月14日小便潴留第4天，曾用过乌洛托品无效而邀会诊。主诉膀胱部充盈发胀，尚有尿意，欲解不出，会阴及腹部稍痛，睡眠亦可，苔薄腻，脉濡。乃以一味瓜蒌汤（一两到二两）坐浴。2月15日复诊，坐浴后小便已解，计3次颇畅。夜间出汗多，睡眠尚可，余无不适，未予汤药，护理疗养，于12月20日出院，至此期间小便均正常。

　　　　　　　　　　——徐荫庭《江苏中医》1965年第8期

　　另一案可与此互参，证瓜蒌利尿之功。李某，女，25岁，本院护士，1991年4月5日就诊。3月29日产后小便不通，大便秘结，经内服中西药及外用热敷、按摩、坐浴等引尿法，均不能取效。刻诊，8天来小便点滴不通，每日须依导尿管排尿，口服酚酞片、外用开塞露大便仍不下，脐腹胀急作痛，坐卧不安，纳食不能，舌淡少苔，脉沉细无力。此为产后失血伤津、阳气外泄之证，治宜温阳化气，润燥生津，用天花粉30g，山药15g，附片5g，水煎服，日2次。4月6日复诊：大便已通，小便仍点滴未出，查舌苔薄黄，脉沉。余思为忧思气结，上窍闭塞，下窍不通，此病不在肾，而与肺失宣降，不能通调水道有关，故当用下病上治提壶揭盖之法。遂用全瓜蒌60g，加水5000mL，煎至4000mL，保暖坐浴，30分钟后，周身汗出，小便顺利排出。此后小便一直通畅。（张荣英《国医论坛》1992年第4期）

以上两例产后小便不通，皆多方医治无效，后以一味瓜蒌煎汤坐浴而瘥。两位作者的解释也不谋而合，认为是瓜蒌降肺气而通水道。这样解释也说得通，但降肺气的药很多，苏子、杏仁功当不在瓜蒌之下，而以其易瓜蒌来治尿闭如何呢？不管用何药热熏，都会出汗，从而肺气宣通，水道随之而畅，这种情况肯定不能算瓜蒌之功。

我觉得还是瓜蒌独有的通利之功在起作用。瓜蒌能化痰宣肺治咳喘，通阳治胸痹，能开痰结治心下按之痛的小结胸证，能通燥结治便秘，能消痈散结而通乳，那么，它能开水道治尿闭就不难理解了，也就是说，瓜蒌能开脏腑隧道之闭结不通。如果这个解释能说得通，则瓜蒌的功效可能被人们或多或少地低估了。

以上两例均为产后癃闭，但这并不是说瓜蒌只能治产后小便不通，也不是只有外用坐浴一法。

绍兴刘驻泊汝翼云："魏玄知明州时，宅库之妻患小便不通，垂殆，随行御医某人治此药：瓜蒌不拘多少，焙干，碾为细末，每服三钱重，热酒调下，不能饮者，以米饮调下，频进数服，以通为度。令服遂愈。"（王璆《是斋百一选方》）此案未交待是何种癃闭，用法也不是坐浴，而是为散热酒调服。病到垂危却起死回生，其通小便之功效不可小视。

当代四川名医刘梓衡先生有一案，此例原本不是治小便不通的，但病最后确是从小便而解。

黄某，男，40岁。原有结胸症，因其自幼在茶馆工作，长期喝剩茶成为习惯，每年此病发作，即胃腹胀痛，似有一大包塞住，茶饭不思，至少半个多月不能上班，一年发作数次，久医无效。1955年5月17日，来我处求诊，处方如下：全瓜蒌1个（顶大的，打碎），甘草3g。第二天，黄来说："因药味太少，我捡了两剂，熬了两道，合在一起，临睡前一气喝完。谁知睡到半夜，肚子哗哗地作响，如水袋子在摇一样，立即跑至厕所，刷刷地屙了一次长尿，胸口忽然宽广，痛胀包块都没有了。"此后，用香砂六君子汤之类，加减出入而恢复健康。（刘梓衡《刘梓衡临床经验回忆录》）

这个病在中焦，医者细述病史，认为是水饮聚结的结胸症。刘先生说小陷胸症"痰涎皆为水所生，主要由于脾胃亏损，不能蒸化水分，而成此症，非枳壳、厚朴、槟榔、大黄所能祛逐，必须瓜蒌始得推荡开痹，少加甘草以和之，不至十分猛烈也。"并且刘先生提醒说："瓜蒌化痰下水之力甚猛，常人服之，心如遗落，虚者不堪姑试，尤不可妄用重剂误人。"

瓜蒌去痰涎化水饮，宣上、通中、开下，最终水饮可从小便而去。

瓜蒌驱蛔下虫

北山某农民言，他于深秋行路，忽觉口渴难忍，猛见路旁有一株瓜蒌成熟，颜色红亮耀目，因摘而嚼食两枚，次日大便下蛔虫数条。又，1975年姚姓妇患急性乳腺炎，余为疏神效瓜蒌散，一剂重用瓜蒌40余克，次日大便下蛔虫4条，据此，则瓜蒌有驱蛔作用明矣。

——王焕生《王正宇医疗经验存真》

蛔虫有吸盘，可以牢牢地吸附在肠壁上，断非瓜蒌润肠通便可下之。前有村民之验，后有王师之证，瓜蒌有驱虫下蛔之功可以确定。

这不由得让我想起了天花粉下胎止孕的作用，于是我又翻开了《本草纲目》。果然李时珍引陈自明方云："胞衣不下，瓜蒌实一个，取子细研，以酒与童子小便各半盏，煎七分，温服。无实，用根亦可。"瓜蒌根，即天花粉也。

也就是说，无论天花粉还是瓜蒌，孕妇皆当慎用！瓜蒌能下虫、能下胎，那么囊肿、息肉、肿瘤、结石、积水等非本身固有而后生之病理产物，瓜蒌亦可考虑用之。

海带治肿瘤

　　我因素有咳嗽、哮喘的毛病，为了躲避太原空气污染的环境，遂在山东省荣成市石岛开发区买了套房子，每到秋冬季节不远千里去那里居住。2001年我在石岛时，有一天走路突然感到右膝关节疼痛，用手一摸，发现在右膝关节内侧长出来一个如桂圆大小的瘤子，而且这个瘤子还有个尖。一般来说，瘤子圆滑的是良性肿瘤，带尖或凹凸不平的是恶性肿瘤，我心中一惊，自言自语地说："这回可完了，看来是回不了太原了！"我赶紧给自己开了消瘤的中药方，但吃了几剂也没半点效果。

　　正当我一筹莫展时，猛然间想起一件事：大概在20世纪80年代末，我与恩师黄杰熙去太原市柳巷街买东西，遇到曾经找黄老师看过病的患者，他有50来岁，拦住我们将上衣脱掉，露出后背，见其后背竟长满了疙瘩（即瘤子），问道："这该怎么办啊？"黄老师想了想说："这样吧，你多吃点海带。"

　　说来也真凑巧，过了一个多月，我和黄老师竟又在柳巷遇到这位患者，他仍然脱掉上衣，让我们看他的后背，居然光溜溜的一个瘤子也没有了。他

兴奋地告诉我们，上次听了黄老师的话，他回去就
买了5千克海带，在一个月内将其全部吃完，不意
在前两天洗澡时，发现脊背上的瘤子突然一下子掉
光了。想起了这件往事，我立即到海边拣回一捆
海带，每天熬海带水喝，过了半个多月，我用手一
摸，居然右膝关节那个瘤子没有了。

——郭博信《中医治大病实录》

在中药使用过程中，海藻和昆布常作为对药一起使用，
消痰软坚，利水消肿。一般认为海带就是中药昆布，但细分
起来它们是有区别的，《本草纲目》中海带和昆布是分开列
的，显然并非一物，不过功效应该大体差不多。

海藻、昆布软坚消瘤散结，常用于中医的瘿瘤病即现
代医学的甲状腺肿大类的疾病，治疗其他部位的肿物并不
多见。

本文中的肿瘤是良性还是恶性并不重要，重要的是让我
们见证了海带这个常食之物化痰软坚的力量远比我们想象的
要强大，当然用量也要足够大。在黄杰熙先生的医案里，用
量折合下来每天160多克，太原居内陆，因此用的应该是干
品。郭先生自己的验案，没有说具体用量，估计不会少，而
且是去海边拣的鲜品。我觉得量大、常服很重要，鲜品效果
应该更好。

张锡纯有一单味海带治瘰疬的医案：一妇人，在缺盆起
一瘰疬，大如小桔，并无他病，俾煮海带汤，日日饮之，半
月之间，用海带2斤而愈。一般来说，锁骨上窝淋巴结肿大
多由恶性肿瘤转移而来，左侧多见于胃癌，右侧多见于肺

癌。但也有可能是单纯的淋巴结肿大，如果是肿瘤的转移，恐怕也仅仅是改善了表面体征，当然就算这是一种局部的阶段性的胜利在肿瘤的治疗过程中也是难得的、可喜的。

海带也可以治腱鞘囊肿。李某，女，31岁，教师，1982年2月发现右脚背侧有一指头大肿核，呈圆形，表面光滑，皮色如常，不觉疼痛，揉之稍有移动。县医院诊断为"腱鞘囊肿"，即嘱其试用海带，每天半斤，加水炖熟，当菜食用。可放青盐和青油少许，切不可放猪油。并在日常生活中忌食油腻，半个月后肿核变软，变小如豆大；1个月后完全消失。（张世成《四川中医》1985年第5期）腱鞘囊肿很多按摩师都自称可以治疗，大拇指抚摸几下突然发力按下去，患者一阵巨痛之后，肿物大多都会消失。可惜的是多数都会在不久之后又"失而复得"，患者白痛了一场。

我一老患者右脚背外侧长有鹌鹑蛋一腱鞘囊肿，去医院诊治，说需做一小手术。我嘱其用白术、昆布、白芥子煎汤每日浸足，断断续续用了两个月，其肿稍变小，因忙碌停止用药，几个月后发现竟然无声无息地消失了。

至于《本草纲目》说昆布下气，久服瘦人，在今天看来这未必是一件坏事。倘若真的常吃海带能使人瘦身，那不知会有多少女同胞会舍生忘死、不厌其烦，脑袋里充满着期待，眼睛紧盯着人体秤上的数字大嚼特嚼海带了。更好在海带味道鲜美，长期坚持吃也不成问题。

旱莲草治溶血

旱莲草味甘性寒，能益肾阴，酸寒入肝，又能入血分，为止血凉血之要药。其止血可能与凉血、收敛作用有关。愚曾用墨旱莲（鳢肠，苗似旋覆，花白而细者）治疗药物引起的溶血数例，效果满意。如龚某，男，患"伤寒"用西药引起溶血，体温高达 39.5～40.8℃之间，血红蛋白在 2 天之内由 110g/L 降到 45g/L，血红蛋白尿强阳性。经输血、输液、用激素等治疗未见好转，病危。中西医会诊后，决定停用合霉素。余提出用墨旱莲治疗。诸医有相信者，亦有怀疑者。本人曾用此药治疗血尿屡建奇功，故亲自找生墨旱莲 500g，洗净加凉开水 100mL 捣烂榨取汁，嘱其母（母是医师）观察病情，药后 10 小时酱色尿变淡，12 小时后尿色正常。尿 pH 酸性逐现碱性。查血红蛋白尿转阴性。说明此药确是凉血止血，控制溶血之佳品。临床上应用此品，医者多用干品水煎服，取汁用法，诚属少见。为探求其用药法，又治谢某，男，四十余岁。因寒热并尿血症，当时乡村医师投阿司匹林，1 天后，尿似酱色并恶心呕吐，遂来求治。查体温 38.8℃，白睛发黄，四肢有散在性瘀点，大小不等，压之不退色。化验：血红蛋白 85g/L，白细胞总数及中性白细胞升高。尿潜血试验（++++）。肝功能：黄疸指数溶血非常严重。西医诊为"药物氧化性溶血"，邀余诊治。决定使用干墨旱莲90g，水煎服。进药后症状逐渐好转，但治疗4天，酱色尿才变为淡黄色，尿潜血试验转阴性。后兼用养阴扶正之品治疗半月，症状才完全消失。临床可见，生、干墨旱莲治疗药物引起溶血均有效，但生墨旱莲取汁比干墨旱莲水煎剂控制溶血远胜。

——徐富业《南方医话》

读此文后，不由得使我想起了国医大师干祖望先生的验方脱敏汤（紫草、茜草、墨旱莲），其中即有旱莲草，看方名就知道了，这一定是治疗过敏性疾病的。蜀中名医刘方柏先生对此方颇为赞赏，加味后又组成他自己的验方抗敏煎，用于多种过敏性疾病。

旱莲草入血分，凉血、止血、补血，临床被广泛用于多种出血证，并且它还有独特的解毒作用。前辈们在使用的过程中发现，其具有明显的抗过敏作用。药物性溶血，可以理解为广义的"过敏"，也可以理解为"中毒"，因此，他们的经验可以相互佐证。

另外，本案再一次证实，鲜药捣烂取汁效果要好于且快于干品水煎，这是值得我们注意的，似乎也可以解释，为什么很多人用了脱敏汤之后，疗效并不理想。我在想，如果改成旱莲草鲜品，也许疗效会得到明显提高。我们常说药物不传之秘在于剂量，其实药物的干、鲜之别又何尝不是"不传之秘"呢！

合欢皮活血消肿

缪某，男，45岁，农民。

1970年3月发现头左上角脱发一块，如铜钱大。越旬日，遍及全颅，落发纷然，未及一月而全秃矣！询其平者，无大病，唯脱发前半月，夜行不慎惊跌，撞伤前额，生血肿一块，经4日始消。切其脉细略弦，察其苔薄舌正。辨为惊则气血逆乱，络脉瘀阻，发失荣养。方用合欢皮粉，令其早中晚各服3g，姜葱煎汤送下。初服半月，殊感头皮作痒。继经一旬，左上角最先脱发处开始长出白色柔毛，仍嘱服原方，新发陆续长及整个头部，初白后黑，计治4月而愈。

——李浩然《壶天散记》

此案无论是辨证还是用药均堪称大家手笔，可圈可点，令人拍案称奇。头发全秃，脉有细象，却未按通常的诸如血虚、肾虚脱发论治；查舌诊脉均无瘀血见证，而仍从病因辨证断为经脉阻滞，头皮失荣而脱发。读到这个地方，我以为接下来的处方会是王清任的通窍活血汤，再往下看却发现李浩然先生只轻描淡写地选了一味合欢皮散，姜葱汤送服。回头仔细琢磨琢磨，此药选的甚妙：一是跌仆受惊，气血逆乱，合欢皮可安神平惊；二是合欢皮本有活血消肿之功，不是直接呆补气血生发，而是活血通络以生发。不过话说回来，即便作如此辨证，又有几人会只选一味合欢皮呢？大都是益气、养血、通络、补肾、安神面面俱到地选方化裁，以冀稳妥。非才高识妙、胸有成竹又经验丰富者绝难做到。

其实合欢皮是一味用途颇广的草药，只用来解郁安神治失眠，实在是大材小用了。仅就其活血消肿来说，就与其他活血化瘀药迥然不同。

祝谌予先生在临床中偶然发现，合欢皮、白蒺藜同用，对肝脾肿大有非常明显的疗效。他的一个西学中的学生后来在治疗肝脾肿大的患者时干脆只用这两味药，向先生报告说有特效。祝谌予先生说，白蒺藜是可以消痞的，至于合欢皮的作用根据他没有找到。我觉得这与李浩然先生的医案相类似，合欢皮有独特的活血消肿作用，即它可以消脏器之肿，特别是充血性的肿大。

2016年5月，我一个同学的亲属患了扩张型心肌病，男性，49岁，农民。在哈尔滨医科大学附属二院确诊后即被告知，此病除了心脏移植，再无其他有效疗法。心脏移植的费用显然不是一个普通农民能承担的，于是他要求出院。院方虽无有效疗法但也不同意出院，主治医生说出院随时生命危险，超不过一周你还得回来。当时他的心脏 EF 值（左心室射血分数）只有27%，走不上100米就喘得厉害。我用木防己汤合真武汤加减，病情很快有了明显好转，后来就一直坚持服用中药。有相当长一段时间，疗效停滞，再没有明显的进步，患者最显著的表现是胸闷、气短、心烦、睡眠不佳。我查了很多古今中医药资料，试图找到治疗心脏肥大的有效方剂或药物，终是一无所获。

因为他有时失眠，在斟酌治疗不寐的药物时，我突然想到了祝谌予先生合欢皮、白蒺藜治疗失眠又治肝脾肿大的经验，既然可以回缩肝脾，同样是充血性的肥大，已经极度肿大的心脏是不是也能回缩呢？我在原方的基础上加入了这一药对，不断加大剂量，最大时合欢皮用 60g，白蒺藜用 30g。这次经验的借鉴最终没有让我失望，睡眠、胸闷、心烦都有了明显的好转。不过这终究是个有相当治疗难度的疾病，经常会有反复。患者断断续续服用了两年多的中药汤剂之后，没有再进一步的好转，也逐渐失去了服药的动力和耐心，只是时不时服一些对症的中成药或西药，至今已经快 6 年了，生活质量尚可，还能坚持轻体力的工作。

且不管患者怎么想，我对这个治疗结果比较满意，至少能打个及格分。而且我心里非常清楚，这里面有合欢皮很大的功劳。

黑芝麻治呃逆

患者黄某，男，48岁，教师。1982年1月2日初诊，见呃逆频频，呃声洪亮。患者素体壮健，自诉除呃逆之外，无其他不适，曾以旋覆代赭汤、丁香柿蒂汤两方加减投之，并给予阿托品、安定片等西药治疗，药后呃逆依然。又用针灸治疗，仍不能控制，1月5日半夜12时许，患者偶服黑芝麻数匙（黑芝麻炒熟，杵碎，拌入白砂糖），食后呃逆即止，便安静入睡。次日中午呃逆又发，晚8时又服黑芝麻数匙，食后呃止。第3天晚7时左右再次发作，按原法服黑芝麻，食后呃逆停止，非常灵验。此后未再发。

——姚永年《上海中医药杂志》1982年第9期

因受此文的启发，江苏常熟市的陈建明先生以黑芝麻为主治愈一例产后顽固性呃逆，其报道见《上海中医药杂志》1984年第11期。

姚永年先生在原案后以"香能止呃"作解，辛香通络调畅气机没错，但我觉得更主要的原因应该是，黑芝麻的补肾之功起了重要作用。阅读了本案之后，很容易想到了董汉良先生那篇《韭菜子止顽固性呃逆》的文章。董先生的解释是肾虚不能纳气。现在，我觉得董先生的理解深刻到位。如果说黑芝麻和韭菜子有什么相似之处，那首先让人想到的，就是都有补肾的作用。

说到肾不纳气，在我个人不算太短的临证经验里，最先想到的就是喘促，好像也是唯一能想到的，从来没有把呃逆和肾不纳气联系在一起。因此董汉良前辈这一语提示，给了我不小的震撼。

表现为肺气上逆的喘促、胃气上逆的呃逆，其根源可能是肾不纳气。那么其他脏腑的功能的不降反升呢，是不是也存在这样的病机，却被我们忽略了？比如呕恶、眩晕、心悸等，这是值得思考的。

胡黄连治习惯性便秘

　　许某其实没比我大几岁，但她称我为小王大夫，十有八九是因为我看上去比实际年龄要小一些。说实话，我并不会因此有多高兴，因为大多数人找中医看病的时候都想当然地愿意选择老中医，因此"显得年轻"的中医容易被人们毫无理由地轻视。以至于有那么一段时间，我甚至动了想把自己的满头黑发全部染白的念头。

　　她的一个闺蜜曾是我的患者，到底是谁、是什么病我已经完全不记得了，反正她的病被我治好了，于是推荐她的朋友也来找我。许某说，我的问题说大不大，说小不小，不影响工作、吃饭和睡眠，可是找了很多中医治了很多次，其中几位还是省内的名医，但都没有什么效果，渐渐失去了治疗的信心。这次如果不是朋友反复极力推荐，她是不会来的。说了半天她就是个习惯性便秘。大便三四天甚至五六天一次，却不干，而是黏乎乎的粘马桶，非常不爽，而且每次便量不多也排不尽。其实说到这里，无需再看什么舌脉了，很明显就是湿热所致的习惯性便秘。问题是怎么治呢？三仁汤？二妙散？平胃散？这些方子治类似的病已用过多次，效果并不理想。我没有给她开汤药，送给她一包胶囊，那本来是前段时间我自己灌自己用的，就是一味胡黄连。

许某拿着药从我这里走了之后，也没抱太多希望，有一搭无一搭地吃了一段时间。起初吃了药根本没什么变化，还是不成型，不过倒是痛快一些，不尽感也减轻了，也正因为这一点，她断断续续地坚持下来。一个多月后，她告诉我大便改善很多，虽然还没有完全好，但对这个效果已经很满意。

——笔者验案

也不记得是从什么时候开始，我的大便变得不正常了，好几天便一次，量少而黏，排泄不畅，每次大便时间很长，结果搞得本来很轻微的痔疮越来越严重，与此同时人莫名其妙地开始变胖。我当然知道这是湿热蕴结肠道进而弥漫周身所致，吃了一些利湿清热的汤药，两周没见什么效果，也就放下了，不了了之。

直到有一天，我在网上看到了陕西知名中医孙曼之先生的一个视频，谈到了这个问题，孙先生以一味胡黄连打粉吞服治疗湿热便秘，说这是他多年临床研究得到的经验，疗效极佳。孙老师说黄连坚阴，所以能止泻，同样味道极苦，胡黄连却赶着湿气往下走，所以喝了之后会拉肚子。服用方法是把胡黄连打成粉，一般一次冲服 1g，大便就可以一到两次，溏便，不是很稀，但是大便就爽利了。湿热重的人，就这样长期地喝，一个月、两个月。像痔疮、肛门痛肿这一类的病，它喝一喝就好了，湿热慢慢地就消了。

第二天我就弄了些上好的胡黄连，自己把它打成粉，本想按孙先生所说一次 1g 去冲服，结果冲了两次之后有点招架不住，实在是太苦了。都说黄连最苦，我觉得胡黄连要比黄连苦得多，粉碎的时候，空气中就弥漫着明显的苦味，舔一下嘴唇，嗬！苦！于是灌成胶囊，一次 1～2 粒吞服，这就好多了。

胡黄连治疗湿热型的习惯性便秘，效果确实很好，关键是要坚持服用，不是一朝一夕所能毕事。事实上，我比许某的服药时间要长得多，大概有半年之久。后来考虑吃胶囊太多不好，又制成水丸吃了几个月。

在我的印象里，胡黄连在药房里是寂寞的，只是偶尔被用来退虚热，至于治疳疾，好像已经是很久以前的事了。

除了孙曼之前辈别开生面地擅用胡黄连之外，许公岩先生也颇得胡黄连应用之秘，许先生在治疗脾胃湿热型的口腔溃疡的方药中，常用胡黄连。不知道是不是受此影响，西安中医王幸福先生在使用甘草泻心汤治口腔溃疡时，常在已有黄连的基本上，再加入胡黄连。许公岩先生之子许彭龄教授，承其父之衣钵自然得其父之用药经验。其认为胡黄连性寒沉降，其作用在于通滞，功在清化胃肠之积滞，许彭龄将其用于一切痰湿内阻所致的痞证、便秘、咳痰喘、口腔溃疡、眩晕等证。其运用胡黄连的症状特点为胸脘痞满、纳食不佳、肢体困重，大便黏腻不爽，面色萎黄或虚浮，而辨舌最为重要，舌苔白腻厚或苔厚腻或水滑，舌质嫩红，是使用胡黄连的特征之一，部分患者舌光无苔，但舌面上有白沫、口黏亦可使用。其次要考虑患者的体质因素，形体肥胖、嗜茶饮酒、痰湿较盛者，用之无碍，而形瘦体虚、阴血亏虚、真精不足或胃气脾阴俱虚弱者，虽有口疮、脘痞等见症，一定要慎用或不用。用胡黄连从小剂量开始，根据患者的体质情况和积滞程度，用 3 ～ 6g，患者适应后逐渐加量，直至服后舌苔退薄，大便正常。最大治疗量：曾用于白塞氏病患者，胡黄连 30g，甘草 30g。

有研究表明，胡黄连有很强的保肝护肝作用，这些都说明胡黄连使用空间广阔，有待我们更深入的研究，远不是一个模模糊糊的清虚热就能概括的。

胡椒能延缓月经

读王孟英的《归砚录》，见其说：凡妇女月信有妨于事，欲其暂缓者，先期以胡椒数粒，欲缓几日，则用几粒。冷水逐粒吞下，汛即缓行，别无他患。

余数次读之而未能一试，深以为憾。2005年中秋节前，我在岸堤，有一女子，丈夫在外打工欲归，恰逢经期欲至，问我询方，并说自己的经期向来很准的。我语此方，她试之确实有效，然当时只以为是偶然。至2006年中秋节前，又见之，说，你说的方法确实有效，一年来，我数次服之。最多的一次吞服过10粒，真的能延缓10天。

我用的是白胡椒，因为当时我们药房里只有白胡椒。须注意的是，必须一个胡椒粒用一口冷水吞服，不能用一口水把所有的胡椒粒都送下，否则不行。

——郭永来《杏林集叶》

关于此方的解释，王孟英说——盖月事将行，冷水能凝遏，使之不行。而胡椒极热，囫囵吞下，则性不遽发，数日之后。椒性作而冷气消，其汛始行也。逐粒吞者，一口冷水可缓汛期一日，而一粒胡椒能消一口冷水。

王孟英的高论初看很有趣，但细想起来又似乎不禁推敲。首先到底是月经来的前几日服药没有说清，其次关于方解，王先生的意思是说，水寒抑经，随着时间的推移，水寒渐去，胡椒之热性显露，动血而经复至。也就是说延缓月经是冷水的作用而非是胡椒，胡椒只是让延迟的月经复来，那岂不是喝几口凉水就能延迟月经吗？显然不可能！

我翻过《王孟英医学全书》，对这个记载没有太多印象，可能走马观花一晃而过，所以没有记忆，也可能当初看时就产生了上述的疑问，因而并未往心里去。倒是郭永来先生的医案，引起了我的兴趣，毕竟事实胜于雄辩。阅读很多书包括一些名著都是这样，初读并不在意，经别人点拨或提醒后再读方有所得。

读郭文后，我先后遇到三例要求推迟月经者，第一例为一参加高考女生的母亲向我询方，说其女儿即将参加高考，而那几天恰值经期，怕影响考试。我据郭永来先生的经验，嘱其冷水吞服白胡椒，在预期月经来的前 3 日开始服。事后我向其求证效果，她说女儿的月经确实推迟了，并且恰好避开了高考，但她又补充了一句，以前女儿的月事也有推迟的时候。第二例为我的一位老同学，要去马来西亚旅游一周，正好赶上经期，问我可有良方，我授以同样的方法。她回来后主动告诉我，有效。但我没有问细节，她到底吞了几粒，又推迟了几天。第三例是一女性为其即将结婚的闺蜜寻方至我处，后来她告诉我，没有效果，不知道是她服用的方法不对，还是其他什么原因，我有点小小的遗憾和失望。但总的来说，效果令人满意。

胡萝卜治糖尿病

熊某，男，60岁，干部。口渴多饮，一昼夜饮水约四热水瓶。小便多，有甜味。空腹尿糖（++++），多食易饥，形体消瘦，身倦乏力，脉弦细而数，舌红少苔。此肺燥、胃热而兼肾虚，以肾虚为本。拟滋阴固肾、生津止渴为法。生地黄30g，山茱萸15g，怀山药20g，牡丹皮10g，莲须10g，川黄柏10g，知母10g，麦冬15g，五味子5g，白人参6g（另煎送服）。

上方连服7剂，诸症大有好转，后因经济困难而停服。时过3个月，余见其身强体壮，毫无病态，欣然问曰："服过何药？"答曰："往年我小孩常多夜尿，后用胡萝卜煨热，每日吃1～2斤，10余天，夜尿消失。我亦多尿，遂连服煨胡萝卜50余天，重约百余斤，病便渐渐告愈。"

——王志高《三湘医萃·医案》

现代医学认为，糖尿病患者适当吃些胡萝卜确实有好处。它富含胡萝卜素、维生素A及植物纤维等，都直接或间接促进糖代谢，同时也在一定程度上能应对并发症，β胡萝卜素能清除血液中的自由基，保护胰岛素的活性，对糖尿病的预防有一定效果。但这也仅仅是理论上的"有益"而已，无论如何谈不到"治疗"，更遑论治愈了。

胡萝卜大约于元代传入中国，对于其功用，一些本草略有记载，各家论述不尽一致。《日用本草》："宽中下气，散胃中邪滞。"《本草纲目》："下气补中，利胸膈肠胃，安五脏，令人健食，有益无损。"《医林纂要》："润肾命，壮元阳，暖下部，除寒湿。"《岭南采药录》："凡出麻痘，始终以此煎水饮，能消热解毒，鲜用及晒干用均可。"《随息居饮食谱》："下气宽肠，气微燥，虽可充食，别无功用。"

从症状及舌脉很容易看出，上例是典型的气阴两虚而有热的消渴证，典型到这病简直就是按教科书来生的。王志高先生的处方也是益气养阴清热的正治之法，投用之后也取得了明显效果。但因贫困，只用了7剂药就停了，后来的治愈，全因胡萝卜。患者大量服用胡萝卜，并非有以此治愈糖尿病的先例，孩子夜尿频，吃胡萝卜好了，他因糖尿病也有尿多的症状，于是他也服食胡萝卜。也许他最初只想改善多尿之苦，不想却歪打正着治愈了糖尿病。这是位有点毅力和悟性的患者。

夜尿频多，以肾阳不足为多见（当然也有可能是其他原因），《医林纂要》也确实说胡萝卜能"壮元阳，暖下部，除寒湿"，但患者的证型为阴虚是确凿无误的。胡萝卜能大补阴阳，不论寒热皆可调之？可惜类似的医案太少了，难以找到直接的佐证。不过有一篇《胡萝卜汁治鼻衄》的报道，给我们提供了有价值的参考："笔者少年时曾患鼻衄，每作抬头、低头、咳嗽等动作时，稍有不慎，即可引起出血，甚至一日多次，以至周身乏力、头晕、胸闷。在万分着急时，经人介绍请一老蒙医诊治。他了解病情后，嘱服黄色胡萝卜汁。服后鼻衄果然减少，连服两天而愈，至今未发。以后笔者在临床工作中多次用此法治疗各种原因引起的鼻衄，均获良效。甚至对血小板减少引起的鼻衄，也有一定疗效。方法：用黄色的生胡萝卜5～7个，带不带叶均可，洗净，研碎挤出汁，挤好的汁放入陶器中加温至10℃左右服用。每日1次，每次100～150mL。病情较重者，每日可服2～3次，每次服150～200mL，连服3～5日可见效。"（苏木亚《中国民间疗法》1995年第5期）作者明确交待，胡萝卜汁所治鼻衄，可以是各种原因的。联系上文变通一下，也就是说，任何中医证型的糖尿病，都可以照着文中的做法试服一下胡萝卜。话说回来了，即便无效，也不会有大害，胡萝卜本来就是一种极常食用的蔬菜。

另外，李艺用桑椹胡萝卜粥治疗气阴两虚的非胰岛素依赖型糖尿病：胡萝卜80g，粳米60g，文火煮粥，与鲜桑椹汁同服，取得了较好的疗效。（《陕西中医》1999年第2期）由此可见，胡萝卜对于糖尿病的治疗和恢复，确有一定好处。

花椒止痛

　　张忠顺盛夏调官都城，苦热，食冰雪过多，又饮木瓜浆，积冷于中，遂感脾疼之疾。药不释口，殊无退证。累岁，适有一道人曰：但取汉椒二十一粒，浸浆水盆内，一宿洒出，还以浆水吞之。张如所戒，明日，椒才下腹，即脱然，更不复作。

　　——何时希《历代无名医家验案》引《奇效良方》

　　汉椒就是产于秦地陕西的花椒，与川椒实为一物，只是产地不同，《神农本草经》："温中除寒痹，坚齿发。"《名医别录》："除六腑寒冷，心腹留饮宿食。"《本草纲目》："散寒除湿，解郁结，消宿食，通三焦，温脾胃。"

　　花椒温中、散寒、祛风、杀虫止痛。花椒的止痛作用极好，不管是寒痛、风痛还是虫痛，均可用之。虫积和中寒都可以引起剧烈腹痛，花椒既治标又治本，故其效卓著。在张仲景的大建中汤和乌梅丸、乌头赤石脂丸等方中都有花椒，这三张方子皆是治痛名方，一为大寒痛（包括寒实证肠梗阻），二为厥阴腹痛（包括蛔虫痛），三为真心痛（包括心绞痛）。若单论止痛之力，我的理解和经验是，在所有本草中花椒和乌头不相伯仲，排在前两位，但其安全性和可操作性远较乌头为优。

本案患者是一位官员，他这生活条件超出了我们的想象。那是古代啊，也不知道是怎么保存的，在酷暑中他居然能够饮冰嚼雪。爽快一时之后，麻烦也随之而来。夏天最怕食凉过多而寒中，此公肆食凉物，自难幸免"积冷于中"。胃脘疼痛"累岁"，可不止一年啊。一直都在吃药却没有丝毫改变。在这个时候，"单方一味气死名医"的事又一次发生了。一个道人就用二十一粒花椒，一次治愈，而且从此没有再犯过。

对于寒性脘腹疼痛，这个方法都可以放胆一试，花椒可食可药，虽然药典上说有毒，但家家厨房中都有，川菜有时用量极大，也未见有人中毒，所以即便不是十分对证，也不至出什么大问题。

以上为寒凝腹痛，再看一例虫积腹痛。花椒杀虫止痛，是乌梅丸的主药之一。

1979 年夏末傍晚，西王孝村一老妪携其女来诊，14 岁，首言其父早逝，家境贫穷，在家治病已花去 60 余元，并无效验，恳请先生为之施治。听其言，怜其苦，察其状，乃蛔虫所扰。庸医不识，乱投止痛之品。殊不知，蛔虫不驱，其痛无终日。随慰之，可不住院，亦可不花钱，即行见效。老妪面露喜色，将信将疑。余入厨房取食醋 250g，花椒 10 余粒，借火煮开，候温饮下。1 小时后，其女胃脘痛止，面露笑容。日将落，嘱早归。越数月，其子由津来院致谢。（王毓《偏方奇效闻见录》）亦有用花椒油（用豆油、菜油、麻油等将花椒炸出香味，去椒温饮其油）治蛔虫腹痛者，因油有润肠通便之功，所以对蛔虫所致机械性肠梗阻也有良好的治疗作用。

说到杀虫止痛，再讲一例。

"昔率为乐清主簿者，蛀牙疼不可忍，号呼之声彻于四邻。用药不效，有丐者献一方，用之即安。以汉椒为末，及巴豆一粒，同研成膏，饭为丸如绿豆大，以绵裹安在蛀牙孔处，立效"。（王璆《是斋百一选方》）民间向来把龋齿叫作虫牙，虽然没有人看见牙中确有虫子，但用杀虫止痛的花椒，却有极好的止痛作用。古代将肺结核称为瘵疾，认为是瘵虫所致，所以常用百部，取其既能杀虫又能止咳的功效。两者有相似处。

有一年秋天的夜晚，家父突然牙痛不止，捧腮呻吟。我随意抓一点花椒放入碗中，倒入一些白酒，泡了还不到半小时，因为家父疼痛实在难忍，立嘱喝一口花椒酒含于痛处，不多时痛减，第二天基本不痛了。但是口腔内有多处黏膜溃烂，父亲说是昨晚含酒"烧"的。后来再给别人用此方法时，特嘱患者用低度酒。

花生叶治失眠

　　患者马某，女，现年 25 岁，安东县人，已婚，营业员，于 1959 年 7 月 21 日入院求治。主诉：于 1956 年即开始头昏痛，发胀，发木，易疲劳，记忆力减退，失眠，多梦，时好时坏，有时整夜不能入睡，有时一天只能入睡 2～3 小时，经门诊治疗无效，前来本院求治。

　　体格检查、化验、查体均正常。

　　诊断：神经衰弱。

　　治疗：患者曾服过镇静、安眠剂都是临时见效，过后同前，于 9 月 9 日起始，投给新鲜花生叶治疗，每日 1 付，鲜花生叶 40g（干品 30g），加水 400mL，煎取 200mL，早晚空腹服各 100mL。连服 3 付，睡眠很好，每晚躺床很快即可入睡，从晚 8 点直至次晨 4 点钟方才醒来，连入睡 5 天后，因患者腹泻而停止服药，3 日后又失眠，患者自己到田间又采来花生叶，连服 7 付后，睡眠已达正常，出院工作。

　　另有一脑震荡后遗症失眠患者，服 6 剂睡眠正常。经用此法治疗失眠 17 例，疗效肯定，大部分在服用 2～3 次，即显出睡眠情况改善，疗效持久。

——于俊岭《辽宁中医杂志》1960 年第 4 期

我忘记了是在哪本书里看到的，说他偶然看到花生叶有昼开夜合的现象，与人晨起夜眠的规律相应，于是悟到它可能治疗失眠，故试用于患者，果然奏效，后来屡用屡效，兴奋不已，亦叹自然造化之神奇。

相传伏羲画八卦，同时伏羲也创了九针，《易经》与中医同祖同宗。所以《易经·系辞》说包羲氏"仰则观象于天，俯则观法于地，观鸟兽之文与地之宜，近取诸身，远取诸物，于是始作八卦，以通神明之德，以类万物之情"。卦是以象来体现事物的，所以天地万物以阴阳为枢，常有"象"之间的联系与相互影响。当然只有慧心之人能发现，且运用得巧妙。

有名黄振声者患失眠，吃了很多药都无效。最后找到范文甫，范先生处以川百合 3g，紫苏 9g，二味煎服，三帖而安。有人问他：这个方看起来并不是治疗失眠的但失眠却好了，根据是什么呢？范文甫回答说：我常种百合花，见其朝开暮合；又种紫苏，见其叶朝仰而暮垂，取其意而用之，没想到取效这样快。(《范文甫专辑》)

花生叶不仅治疗失眠，也可用于多梦。国医大师张志远先生学于某僧人的无名氏逐梦汤，即用治多梦，云若加花生叶效果更佳。

百合、睡莲、合欢花、萱草等都有昼开夜合的特点，也都广泛被用于失眠的治疗，这就不能用巧合来解释了吧。

花生叶治失眠

163

怀牛膝治腰痛（梅毒）

　　二十年前，余适在一病家出诊。正值该处房屋大修，有一年过半百而身材魁梧之建筑工人进屋与余坐谈。言语之间，余觉其颇谙医药，于是谈兴渐浓。彼则健谈而直率，曾谓余曰：其原籍在安徽，其母于当地最大之中药铺做保姆数十载，因此略知药理。该工因职业故，患腰肌劳损，腰痛常作，时感牵强不适，俯仰维艰。虽时常服药扎针，而终乏效机。及至中年，病渐加重，不仅影响工作，即生活起居亦受限制，颇以为苦。由是寻索家中备药，唯得怀牛膝一包，重约半斤许，倾入锅内，加水煎熬后，于晚间连饮四大碗，随即就寝。睡中渐觉腰部重着，疼痛阵阵加剧，直至剧痛难忍。因而内心极感惶恐而不知所措，但事已至此，不得已只能咬牙隐忍，听天由命。痛极则人倦，倦极则熟寐。及至酣睡初醒，天已大明，不但疼痛全消，且腰间倍觉轻松舒适。从此以后，无论天阴天雨，或是重力劳苦，从不再觉腰有病痛，多年宿恙消于一旦，真可谓其效若神矣。然如此过量进服，虽然覆杯即安，而终非稳妥之法，宜师其意，慎始而慎终之可也。彼虽粗工而颇有慈悲济世之心。愿将家中秘守之治梅毒方公诸于余，以拯失足之人。其胞兄曾于孤岛时期涉足花柳身染梅毒。经其母之店主用秘方治之得愈。解放之后曾一度复发，其母又往求药。店主曰："我已退休，子孙不业药，祖传秘方当行诸于世矣。"遂告之曰："采鲜怀牛膝全草一大捆，洗净后揩去水，打取自然汁，每日饮一大碗，直至痊愈而止。"其兄如法服之，加以善自珍摄，竟得根治焉。

——邹孟城《三十年临证探研录》

牛膝除湿活血，四大怀药之一，补肝肾，强筋骨，治疗腰痛本不足为奇。但如此严重的腰肌劳损作痛一剂而愈，显然得力于牛膝的重剂使用。我一同学的父亲，某日腰痛加剧，难以行步，急赴医院，CT结果示腰椎间盘突出伴椎管狭窄，建议手术。一家人权衡一番之后，决定先找我用中医的办法治疗看看效果再说，实在不行再选择手术。患者70岁，平素身体健康，小有腰疼，未加在意亦未诊治。老人侧卧于床，腰痛难忍，冷汗涔涔，语声较低，仿佛说话声音大一点都震动身体加剧疼痛。先处桂枝新加汤和营卫敛汗，扶正止痛，次用白术120g，牛膝120g，黄酒1瓶与水同煎，分多次口服，1日内饮尽。3剂痛大减，7剂痛除，至今3年余，腰痛未再发。敢用如此重剂的牛膝，实受本案之影响。

李时珍说牛膝治"五淋尿血，茎中痛……痈肿恶疮伤折"，以此看来，牛膝汁治梅毒也是有据可查的，梅毒难道不是"茎"的恶疮吗？

黄豆口嚼外敷治乳腺炎

　　有一次到一位医生朋友家做客，见其正在嚼生黄豆，云妻子得了急性乳腺炎，生黄豆口嚼外敷患处可治之，这是他家的祖传秘方。于是详细询问用法，人家也没有保留——生黄豆现嚼，嚼得越细越好（最好是男性），混合唾液外敷在患处，外用干净纱布包裹，一天换一次。只要没有化脓，效果都很好，一般情况下，一两天即可消肿。

　　后来我遇到乳腺炎病人，常用此法，或加中药或不加，效果都很好。

　　一25岁患者，正在哺乳期患急性乳腺炎求治，检查：左乳外上象限有一个3cm×4cm大的硬块，边缘清楚，活动度差，皮色微发红。因怕影响给孩子哺乳，故不愿服汤药，只求外治。于是嘱其回家让老公口嚼生黄豆敷患处，干了则换，日不拘次数。五天后得知，病人乳房恢复正常。

　　　　　　　　——姬领会《中医师秘藏的小验方》

《本草纲目》云：黄豆，宽中下气，利大肠，消水胀肿毒。

《祝您健康》1995 年第 4 期载有吴钦顺一篇短文《生黄豆治疗扁平疣》："几年来，笔者用生黄豆治疗扁平疣 24 例，均获治愈。此方药物易找，用法简便，效果显著。将适量的生黄豆捣烂（嚼烂的效果更佳）后，敷在疣子上，睡前敷上，第二天早上醒来就洗掉，每晚一次，连敷 3 ～ 5 次，即可治愈。"虽所治病不同，但其用法与上案基本如出一辙，稍异者正面描述是把黄豆捣烂外敷，而将"嚼烂"外敷置于括号内，比较含蓄地告诉你：讲究一点的方法貌似卫生，而初听上去让人感觉很土的办法反而疗效更佳。从某种意义上讲，这正是中医生命所在。何况夫妻间以此法医治，似不存在难以接受的问题。

此外，我还在《中国中西医结合杂志》1993 年第 9 期看到张文豪的一篇报道，称用生黄豆捣碎外涂的办法治疗急性蜂窝织炎 56 例，均获良效。这里没提唾液的事。

我忘了最早是在什么地方看到的治疗盗汗的办法：取五倍子若干打成粉，以异性之唾液混合填于脐间，外用纱布等覆盖，许多屡治不愈的盗汗患者，以此法取效。

以上所述之唾液，在治疗的过程中，它不仅仅是一种赋形剂，更是一味最好不要缺少的辅助药物。其实人的口水本就是一种中药，称"上池之水"，也称"金津玉液"，只不过这都是自饮，上述医案却是用在了别人身上。相比较来说，人们更喜欢动物的唾液，愿意花大价钱来津津有味地品尝，比如燕窝。

黄连治视惑

　　李公老人，家住流江，务农为业。年近花甲，犹有壮容，从不问于医事。一日，突觉头晕目眩，眼前发花，无奇不有，形状万千。延医入诊，服用归脾汤10剂无效，且心烦失眠，自语不休："蜂乎？！蝶乎？！入吾手足，粘吾心肺。"家人以为其癫，医更以礞石滚痰汤5剂，病不差。求余治。"心者，君主之官，神明出焉。"心火炽盛，扰乱清阳而为视惑之证。嘱进黄连30g，水浸频饮，药到病除，单味而愈。迄今，患者年近古稀，视力犹佳，读书看报如常耶。

——黄佑发《长江医话》

　　此文不长，却完全可以当一篇小说来读，有地点、有人物、有故事（还带点悬幻和惊悚），有起因、有发展、有高潮、有结局，小说要素皆备，而且行文还有那么点蒲松龄的味道。

　　视惑，出自《黄帝内经·灵枢》，大意是视物变异混乱，或视无为有，与现代医学玻璃体浑浊之飞蚊症不同，近于幻视。即便你是一个职业中医，知不知道视惑及其出处并不重要，重要的是你知道此例为心火炽盛之证。中医的长处在于辨证，而非病名的诊断，中西医病名皆然。所以中医治病不曰临床而曰临证。如果你非要搞清自己患的是什么病而去找中医，十有八九投错门了，因为他就算知道是什么病，不会辨证也是枉然。对，不知道是什么病，但也许并不影响治疗，这就是中医。当你伫立于门前，知不知道锁的名字和厂家意义并不大，关键是你手里是否有钥匙。当然知道更好，一为你博学，二为患者会更信任你。

此例实为一个败案的救误，也就是说，前医把病看错了，不但看错了，而且看坏了。

患者虽年近花甲，一生务农，但身体一向很好，从没看过医生。突然得病，怎么可能是虚证呢，仅仅因为他是个老人？于是10剂补脾益气养血的归脾汤下去，病不愈而反增，原来仅仅是视惑，现在更添心烦、失眠、胡言乱语。这就是犯了中医常说的"虚虚实实之戒"的"实实"，不知医者哪里来的自信，一服就是10剂，不但南辕北辙，且行之甚远。注意"医更"不是"更医"，还是原来那个医生，可能终于发现不大对头，补益气血不效转而祛痰攻邪，医术何其粗哉！奈何药不对证，终无一效。

患者不幸遇一庸医，一误再误；又何其幸哉，终遇明工。

文章简捷，没有详说作者具体是如何辨的证，但从结果来看，不仅辨证准确，而且用药大胆果断，只取30g黄连，直清心火，单刀直入，药专力宏，一举取胜。不仅用药出奇，服法也颇见医者之"内功"，不煎熬而水浸，这显然是化用了张仲景大黄黄连泻心汤之用法，心火重，故用大剂黄连取其苦味；火为无形之邪，故开水浸而非久煎取其气轻，足见四两拨千斤之妙。方虽小，却处处见匠心，这才是明医。黄佑发先生名气虽不大，却是难得之良工。在写这篇文章的时候，我上网查了查，黄先生大概是武汉的一名擅长看眼科的中医，但仅从这个病案就可看出，黄医生对《伤寒论》应该是特别熟悉，而且运用自如。

需要说明的是，如果不是前医火上浇油，也就是说在患病的最开始如果请黄医生治，是未必要使用黄连的，正是前医大补之后增添了心烦、失眠等症，心火旺盛才表现得特别明显，于是黄医生见"机"行事，取用黄连阿胶汤的主药黄连，又化用了大黄黄连泻心汤用法，才看似轻巧地取胜了，不是暂时缓解，远期疗效也特别好。

中医治病大多数时候是要辨证的，不要看了这个医案，就认为所有的眼病或所有的视惑都可以用黄连来解决，从我的经验来看，恰恰相反，眼科疾病使用黄连（还是大剂量）包括其他寒凉药苦寒直折的机会并不多。切记不可邯郸学步乱投药石。

清心火的药除了黄连还有很多，比如是否可以使用莲子心呢？就本案来说，莲子心用了也许有效，但恐不及黄连。此处的心火更多指的是胃火，心受火扰没错，但火不一定非得在心，在胃也可扰心，三楼起火可致四楼受灾，城门失火殃及池鱼。《伤寒论》明言大黄黄连泻心汤治的部位在"心下"，心下即胃也。既清胃火又清心火，黄连远在他药之上。

黄芩治热咳

予年二十时，因感冒咳嗽既久，且犯戒，遂病骨蒸发热，肤如火燎，每日吐痰碗许，暑月烦渴。寝食几废，六脉浮洪。遍服柴胡、麦冬、荆沥诸药，月余益剧。皆以为必死矣。先君偶思李东垣治肺热如火燎，烦躁引饮而昼盛者，气分热也。宜一味黄芩汤，以泻肺经气分之火。遂按方用片芩一两，水二钟，煎一钟，顿服。次日身热尽退，而痰嗽皆愈。

——李时珍《本草纲目》

这是李时珍在《本草纲目》黄芩条下描述的一段亲身经历，他在文末感叹道："药中肯綮，如鼓应桴，医中之妙，有如此哉。"有时候我也常感医道之难，欲作一位明医，临证经验要丰富，读书要广博，不光记忆的"内存"要大，而且在需要的时候能快速准确地搜索提取出来，方为有用，否则读书再多，恐也无功。李时珍的父亲李月池作为明太医院的吏目，一代名医，博览群书。治他儿子的一个感冒咳嗽，却遍服诸药不愈，且越来越重。还好他在关键的时候想起来了李东垣这段话，想起了黄芩，救了儿子一命，否则十有八九世界就不会有大药物学家李时珍了，我们也看不到《本草纲目》这部巨著了。

很惭愧，我没有通读过李东垣的全部著作，为了查找"李论"的出处，我翻了两遍《李东垣医学全书》，既没有找到这段话，也没有找到一味黄芩汤。虽然没有找到这段论述的源头，但通过上案可以看出丝毫不减理论的成色。黄芩味苦性平并不太寒，但可清三焦各脏腑一身表里内外之热，用《神农本草经》的话一言以蔽之"主诸热"，但清上焦肺火作用尤为可观。朱丹溪在《丹溪心法》中载有清金丸一方，就是用一味黄芩炒研为末制丸，泻肺火，降膈上痰热，专治热嗽及咽痛。

用一味黄芩汤治疗肺热咳嗽，一剂热退咳止的医案，李时珍并非个案，今人中另有版本。彭参伦在《长江医话》中有"一味黄芩治热咳"一文，案前引述李东垣语与《本草纲目》别无二致："余于1958年曾治双丰煤矿朱某患肺热咳嗽，痰里夹血，胸膈板结，口渴引饮，气粗苔黄乏津。遵东垣之法，主以黄芩60g，水煎顿服，次日身热退尽而痰咳胸结之患愈。足见前贤之方可法可师也。"

鸡肠治遗尿

同学母亲温某，年60余，素有高血压、腰间盘突出、遗尿等症。2018年经我调治，诸种不适渐有好转，唯有遗尿没有变化。西医的检查结果说法不一，有说腰间盘突出压迫神经所致者，有说为老年复杂性尿路感染，她自己也不解，打麻将一天也不尿，闲居在家有尿去卫生间都来不及，一日需换内裤多次。我在原方上加强固摄、补肾气化之品，又断续服用月余，还是没有起色。后来告诉她每天除了按时服用汤药外，另外吃鸡肠1.5两以上，或炖或炒或凉拌随其所愿。老太太遂嘱保姆每周两次去早市一活鸡现宰处购买新鲜鸡肠若干，每买一次够吃三四天。大约服用2月，遗尿有明显改善。

——笔者验案

那个时候我正在通读五部医话，此案陷入山穷水尽的窘境时，恰好读到《黄河医话》中姜璇的一篇文章，说他的师父河南武陟县名老中医王成魁先生善用鸡内金、鸡肠治疗遗尿、尿频之病。使用方法是鸡内金20～25g入复方煎剂，鸡肠60g炒食。并附有验案两则，一为少女夜遗尿床，二为中年妇女小便频数。经治少女痊愈，妇女尿频好转。

鸡肠治遗尿其实并不神秘，《名医别录》鸡肠条，只列一条功效："主治小便数不禁。"蒲辅周先生也有治遗尿验方鸡肠散：鸡肠焙干研末，每服一钱半，日2次，开水送服。把鸡肠焙干到能研成末的程度，是个细活且需要慢功，还要有足够量。何绍奇先生说他在四川名医李斯炽先生的一本书中看到，李老有一治遗尿单方：公鸡肠1具，洗净，加调料炖汤吃。他将此方用于一成年尿床患者，发现有一定疗效。

我有一亲戚大哥，70岁出头，后半夜一两点钟即醒，醒后则频频小便，我也告诉他自购鸡肠食用，服用一段时间后他也觉得有效，但因其地鸡肠不易购得，又加之收拾、烹饪很是麻烦，故也未能长久坚持。

我用鸡肠（同时服用中药汤剂）治疗的几例患者，都是老年性遗尿或尿频，虽然有效，但都未能根治，有的停药后还有反复。看来机能随年龄自然衰退的疾病，图谋痊愈难度很大。

鸡血藤补血升白

20世纪60年代中期，友人任和平先生的妻子患白细胞减少症，问我有什么好方法，我说药店里有鸡血藤浸膏片，不妨一试，药仅0.3元1瓶，10瓶才3块钱。服至一半，再复查，白细胞居然由2000升至4000，我们都惊喜。从此，凡遇白细胞减少，我们即用鸡血藤浸膏片，观察多例，效果不错。80年代初，贵阳毛某的妻子因肺癌专程到北京接受放射线治疗，当时患者的白细胞也只有2000，我让她服鸡血藤浸膏片，一个疗程下来，患者前胸后背都烤焦了，苦不堪言，但白细胞反而升到3000，毛某夫妇也都认为能有如此血象，系鸡血藤之力。

——何绍奇《绍奇谈医》

何绍奇先生认为，鸡血藤升白，中药煎剂不如片剂和胶。鸡血藤最早出自《本草纲目拾遗》："活血，暖腰膝，已风瘫。"《饮片新参》说它"去瘀血，生新血"。至叶橘泉先生的《现代实用中药》则明确了它补血、治疗贫血之功："为强壮性之补血药，适用于贫血性神经麻痹症。"贫血指的是外周血中的红细胞低于正常，因此，鸡血藤肯定是不光治疗白细胞低，更可以治疗红细胞或血红蛋白过低的贫血。

隋吉东医师以鸡血藤为主药治疗缺铁性贫血、失血性贫血、炎症性贫血、慢性肾功能不全贫血等多种原因的贫血症。如：王某，男，32岁，农民，1966年5月10日初诊。因面色萎黄，全身乏力倦怠3个月就诊，诊见：睑结膜、唇、耳、指甲苍白，两腿浮肿，头晕，心悸气短，纳少，时腹痛，大便稀溏，舌质淡，苔厚白，脉虚数。大便常规：钩虫卵（+）。血常规：红细胞2.35×10^{12}/L，血红蛋白64g/L。诊断：钩虫病，缺铁性贫血。驱钩虫后，予硫酸亚铁0.3g，每日3次，口服。因有胃溃疡，服硫酸亚铁后胃部反应严重而停药。予鸡血藤30g，大枣10g，每日1剂，水煎3次，分3次服。服药月余，面色红润，头晕，心悸，气短，全身乏力等症状消失。红细胞4.73×10^{12}/L，血红蛋白126g/L。（《中医杂志》2003年第8期）

不仅如此，鸡血藤对血小板减少也有比较可靠的疗效。如：患者某女，45岁，因双下肢瘀点瘀斑反复发作3年入院。近1年来伴有牙龈出血，月经过多，头晕无力。刻诊：面色萎黄，睑结膜、口唇及手掌大小鱼际苍白，双下肢暗红色瘀点瘀斑，不高出皮肤，压之不退色。舌淡，苔白，脉细弱。实验室检查：Hb 76g/L，RBC 2.62×10^{12}/L，WBC 4.6×10^9/L，PLT 70×10^9/L。诊为血小板减少性紫癜。嘱服鸡血藤60g/日，水煎2次混匀，早晚分服，用10天紫癜减少，再服半月基本消退。贫血貌明显好转。嘱其每天用鸡血藤20g常用，以图全功。（齐进学《中国社区医师》2004年第18期）鸡血藤补血活血通络，用治血小板减少性紫癜正合拍。

对于同一种疾病，抛开方剂，仅就单味药来说，可供选择的数不胜数，比如贫血，即有阿胶、当归、人参、黄精、地黄、枸杞、黄芪、大枣、花生、龙眼肉等很多，而像鸡血藤这样被不同的医生反复验证对红细胞、白细胞、血小板过低都有可靠作用的药物，无疑使用的机会就更多一些。可以用成药，可以水煎代茶，也可以在辨证的主方之外作为加味药使用，这就是岳美中先生说的专药。

急性子治寒凝胎停

余 1975 年 11 月 23 日抵达阿里河林业局五林场探亲。林场小学教师李某为妻求医。患者主诉：现年 46 岁，停经 8 个月之多，腹部形体大小似怀孕，但从未动过。腹部冷如冰，下肢凉。腹有时疼，得温则缓。饮食量少，时常呕吐清水。担心腹腔占位性疾病，欲赴哈尔滨查治，刻诊：望患者面容黑暗，唇青、舌质青暗，神色紧张而恐惧。脉象沉迟，腹部板硬而冰冷。沉迟痼冷，胞宫寒凝，胞脉闭塞，寒凝血滞，故腹部不温，胎体不动，寒气上冲则吐清水。诊断为胞宫脉闭塞之寒胎。以活血通经、输通血脉为治法。用独味急性子粉治之。下午 7 时服 5g，午夜觉腹部胎动，腹痛缓解。次日晨 5 时服 5g，腹部转温，12 时服 5g，晚 8 时查诸症悉除。

余 1994 年 2 月中旬走阿里河，与这位未出茅庐而大难脱险的 19 岁小伙子促膝交谈。此偶然之得，足见中药急性子性急速战速决之活血通经、兴奋子宫的神奇功效。

——林俊森《黑龙江中医药》1999 年第 2 期

急性子为凤仙花的种子，苦辛温，有小毒，破血通经，消积软坚。一般用于气滞气逆、癥瘕痞块等疾患。因其破血下胎又有小毒，故孕妇禁用。本案作者林医生遵《内经》"有故无殒"之训，大胆投用急性子，8月顽疾，一夕得除，何其速也。更难能可贵的是，病愈的同时还保住了胎儿。

某年余治一咽喉癌，吞咽困难势甚危急者，想到急性子散结而效速，《本草从新》说急性子："治诸恶疮，败一切火毒，"肿瘤难道不是恶疮吗？于是采用旋覆代赭汤加急性子、威灵仙等，症状很快得以改善。

金银花解蘑菇毒

崇宁间，苏州天平山白云寺五僧行山间，得蕈一丛甚大，摘而煮食之，至夜发吐，三人急采鸳鸯草生啖，遂愈。二人不肯啖，吐至死。此草藤蔓而生，对开黄白花，傍水处多有之，治痈疽肿毒有奇功，或服，或敷、或洗皆可。今人谓之金银花，又曰老翁须。

——洪迈《夷坚志》

五个僧人同食蘑菇中毒，三人吃金银花均脱险，二人未用金银花终至不救。对比很明显，完全可以肯定金银花解蘑菇毒。金银花清热解毒，为其最常用功效，解蘑菇毒有如此殊功，人多不知。

清代《增补神效集》增补篇载："甲戌冬，需次郡城庖人买菌烹调，食后片刻，同食之人吐，余亦吐，愈吐愈厉，搅肠翻胃，蹉跎通宵，苦难言状。急觅金银花、地浆等物解救，吐止，而之气至五日始复。"此案的解救并非只用了金银花，但可以看出是以金银花为主。地浆就是把黄土和清水搅均再沉淀，取其上清液，也有解毒的作用。在该书卷下另列一方："治中野菌毒，金银花啖之，即解。"

现代也不乏类似的医案："1960年我部卫生营收治4例毒蕈中毒患者（成人2例，7岁女孩及1岁男孩各1例）用金银花煎剂解救，均获治愈。现举1例如下：张某兰，女，26岁，3月30日下午5时食用鲜野蕈煮面汤2碗。吃后不久心里感到难受不安，恶心，视觉障碍，全身逐渐麻木，人事不省。晚10时入院，唤醒后有幻觉，自述满屋有毒蛇爬行，全身麻木不能活动，结膜充血，瞳孔中度扩大，反射迟钝。其他阴性。10时30分服金银花煎剂500mL，经半小时后情况好转，末梢知觉开始恢复，2小时后蛇爬感消失，神志逐渐清醒，4小时后全身麻木均消失，翌晨痊愈。"（周志奇等《人民军医》1962年第3期）

食野生蘑菇中毒的事件至今仍时有所闻，绝大多数都发生在乡间。农村地处相对偏远，交通不便，送医恐不及时，所以用金银花来解救，药源易得，使用简单方便，且疗效可靠，可考虑首先选用此法。

金银花叶解砒霜毒

20世纪60年代，秋季各村生产队集体一队一个食堂吃饭。新河县白神公社来远大队一生产队伙食团管理员，不慎用装砒霜的布袋装入高粱后送去磨成面，蒸了干粮分给了全队社员吃。全队社员除少数出门未吃以外，余下的99名男女老幼全部中毒。口干渴、身发烧、喜卧凉地、坐卧不安，重者昏睡，或呕逆带血。医生抢救输液，但是输液器只有两具，其他的97名患者如何挽救呢？已成为现实的重要课题。

当时我想：中药银花可以解毒，那时各地银花也是奇缺，新河县也已数年不见。又想银花叶能生津止渴，又与银花有相近的解毒作用，银花叶大量还有润肠通便的作用，不妨用银花叶熬制大锅汤。一来解毒，二来生津止渴，润肠通便还可使毒素排出一些，减缓危险。同时该药不太苦，似有茶叶的味道，价格也低廉，零售价每市斤仅4角2分钱。这样共购买3斤熬制大锅汤药，医务人员一一送交患者口服，大多数人都喝了一大碗多。服后，都感觉周身舒服，不发烧了，也不渴了，有的人还出汗，病情逐渐解除。第二天大多数人身体恢复正常，至今未留有后遗症。只有那输液的社员（王某），由于输液没有喝银花叶汤，患上了胃溃疡病，身体后来一直不太健康。

——宋俊生《宋俊生临证得失录》

受药材货源短缺及价格昂贵的制约，宋俊生尝试用金银花叶代替金银花治疗很多疾病，包括本案的砒霜中毒，很多都取得了理想的疗效。他还有用金银花解煤油中毒、金银花与忍冬藤同用解马钱子毒等成功病案，充分证明了金银花及其叶、藤具有强大的解毒功能。

联系本书另一则金银花解蘑菇中毒的医案，可知金银花有良好而广泛的解毒功能。金银花不是只能清热，更不是非具热象才可用，这一点似乎值得注意。

金银花叶解砒霜毒

金樱子治尿频

我今年74岁，56岁那年患了糖尿病。自有糖尿病起，夜尿就多，一夜起来六七次，少则也有四五次，到了冬天被窝一夜都睡不热，还经常感冒。

恨病读书，凡能找到的医书我都仔细看，总想找到一个治多尿症的良方。功夫不负有心人，2000年10月我在《常用中草药手册》上看到：金樱子果实甘甜可食，性甘温、味酸，功能补肾固精，可治体虚、多尿、盗汗、遗精等症。我想，此药补肾固精、强身健体，肯定能治我的多尿症。此时我想起一段往事——1947年刘邓大军挺进大别山后，部队生活十分艰苦，战士们体质严重下降。我们三纵九旅二十六团三营营长裴维增、教导员秦令馀号召找野果充饥。通讯班长是湖北人，说他们家乡遇荒年老百姓都上山采糖葫芦（金樱子）熬汤吃，既饱肚子，又壮身子。于是营首长采纳他的建议，号召各连队抽人上山采摘金樱子。吃了还真灵，战士们的体质普遍得到恢复，战斗力大大增强。据说纵队司令员陈锡联对此加以通报表扬。

我信心倍增，请人在山里摘来了5斤金樱子，用来煮汤喝，味道真不错。喝了3个月，效果出现了，我的夜尿次数减少，每晚最多只3次了，现在，我一夜小便多则2次，少则1次，体质强壮多了。

——宋永刚《老年人》2002年第9期

金樱子，固精缩尿，涩肠止泻，固崩止带，大多数中医对其功效也非常清楚，一点不复杂，但却很少见到其独担重任。此则自医验案中，宋老先生患的不是一般的功能性或老年性尿频，这是一例糖尿病性膀胱病。因此，该病的治愈值得重视。肯定是因为想起战争年代金樱子发挥的出人意料的重大作用，宋先生没有用药店中的金樱子干品，而是求人进山采来了鲜果，为的是保证疗效，他的认真和坚持没有白费，果然换来了令人满意的效果。金樱子味甜，含有丰富的糖类，从此案看来，糖尿病患者非但不忌，相反还有相当的治疗作用。

北京名老中医李文瑞先生亦擅用金樱子，最大量用至60g，常加入缩泉丸、桂枝加龙骨牡蛎汤、金锁固精丸等方中重用，治尿崩症、遗尿、遗精等。

民国名医陈存仁先生在《津津有味谭》里说，作家周作人先生早年留学日本时，"常患滑精和小便后黏液点滴，虚象纷呈使他心中抑郁，意兴皆尽"。后来有人向他推荐一法，用金樱子一味煎服，经过半个月的服用，病全好了，他的心绪也转佳了。为此，他还写了一篇笔记详述了治病经过。

其实金樱子除了补肾固摄治疗尿频、遗精、带下之外，还有很强的收纳升提作用。且看另一案。

周某，37 岁。婚后生过 4 胎，均平产。1958 年 10 月生产第 8 天因背东西后小腹下垂不适，以后在体力衰弱或强度劳动或高声喊叫时，即有子宫下垂，发病后即腰酸背痛，全身无力等症状，经妇检：子宫 II 度脱垂，无会阴破裂，给予金樱子煎剂一个疗程后，即无下垂感，行走已复正常，体力劳动后已无其他感觉。治疗方法：取干燥金樱子 5kg，加水 10000mL，冷浸 1 天，次日将药物和浸出液一起武火煎煮 1 小时，取该汁，再以原药渣加水 5000mL，煎煮半小时后取药汁，去渣混合两汁，浓缩成 5000mL，每 1000mL 加红糖 500g，每天 120mL，早晚两次用温水冲服，连服 3 天为 1 个疗程，间隔 3 天，再服 3 天为第 2 个疗程。(《浙江中医杂志》1960 年第 3 期)

《南方医话》载杨守玉治六旬妇脱垂案，予补中益气汤重用黄芪、党参疗效不显，后加入金樱子、枸杞子、覆盆子、五倍子、熟地等，连进十余剂收功。其文题为《阴挺宜升阳与益肾并举》，补肾促升提，其首选之药即为金樱子。

既补肾固摄，又升提举陷，金樱子一药便具"逆流挽舟"之功，是一味不可多得的好药。

韭菜治误吞异物

程某，女，4岁，本院家属。患儿因流感高烧40℃，其母亲为让患儿退烧，于1977年7月31日中午，用安乃近稀释液予以滴鼻，不慎将7号针头掉入口内，因患儿烦躁哭闹，迅速将针头吞下，于当日中午及下午4点作胸腹透视，均证实针头停留于胃内。为此，已做好手术准备，但考虑患儿年幼，恐难承受此手术，故想改用中医治疗。

我即试用韭菜内服治疗，于当日中午及晚上给患儿服韭菜约半斤。用法：将鲜韭菜切成约五分至一寸长，用开水烫成半生半熟，拌白糖适量两次服下，服后无特殊不适。次日中午患儿解大便一次，其母亲发现针头被韭菜紧裹着随大便排出。

——李祖安《四川中医》1983年第6期

韭菜的功用极多，但驱排误吞尖锐异物这一效用尤为令人称奇！《本草纲目》载："一女子误吞针入腹。诸医不能治，一人教令煮蚕豆同韭菜食之，针自大便同出。"《验方新编》说："铁针卡喉，蚕豆煮韭菜同食，针与菜从大便而出。"该书"误吞金银铜铁锡铅"条下又方："韭菜一把，滚水煮软，不切断，淡食之，少顷即吐出，或从大便而出。"《串雅全书》："搽鱼骨鲠，（笔者加：五月）五日午时韭地上，面东不语，取蚯蚓粪泥藏之，圆如碎珠，粒粒成块为妙。遇鱼骨哽喉用此，少许擦咽喉外皮，即消。"这里没有直接用韭菜吞嚼，而是用韭菜地里的蚯蚓泥外敷。

在现代相关刊物里以韭菜治疗误吞异物的报道并不罕见，多数都是儿童在玩耍时不慎将异物吞入腹中。如："1991年3月16日，本县横山乡良塘村一个10岁吴姓男孩因把钢笔盖当哨子吹，一不小心吞下了肚里，其父母曾把他带到卫生院和医院诊治，医生说，只有住院检查诊断后进行手术治疗。经人荐举来我诊室治疗，用韭菜500g与服，钢笔盖第二天同大便一同排出。"（谢家良《2005年全国首届壮医药学术会议论文汇编》）

不仅仅是因为孩子顽皮才吞下不该吞的东西，成年人"失口"吞入异物者也并不少见。如："张某，男，24岁，木工。患者于1973年12月12日中午在房上工作时，把铁钉咬在口里，因工作关系，开口说话，不慎将一寸半长的铁钉一颗吞下。当时非常焦急，速送某医院急诊，经X线透视检查，铁钉纵形停留在胃小弯。该院医生意见为'手术剖腹取出异物'。患者不同意手术，来我院外科求治，要求中药治疗。我们又经X线透视复查，结果同前。收住院治疗，采用内服韭菜治疗：即取生韭菜一斤，切成约2寸长一段，用开水烫成半生半熟急服（一次服完）。服后未发现腹痛及梗阻等反应。次日经X线透视，发现铁钉阴影向右移于髂骨翼水平处。又继续服用韭菜一斤，服法同前。12月14日经X线透视检查，腹腔未现铁钉阴影。患者说于早上大便时，铁钉被韭菜裹着随大便排出，钉子表面发锈。"（李吉茂《新中

医》1974年第3期）

以上案例都见于医生的公开报道，但也不乏非医务工作者的眼见为实。王三虎教授在他的公众号里有一篇文章《韭菜的食疗作用》，罗列了诸多韭菜的功用，其中一条亦提到"误吞铁钉及铁针入胃，韭菜250g，不要切，吞嚼咽下，可使异物随大便而出"。署名王银虎者（可能是王三虎教授的哥哥）阅此条后留言说："当年在看守所当管教时，有个在押人员为了逃避打击，吞服了一盒大头针，将其送医院抢救时，按照医生吩咐让其嚼食韭菜后吞咽，再一透视，只见随着胃肠的蠕动，韭菜竟将大头针一把一把缠绕起来，且将大头小头排顺，大头向下，排泄而出。"据他的描述，韭菜像有了灵性一样，将大头针根根将顺再缠裹起来，然后大头向下排出体外。

以韭菜治疗误吞的尖锐异物，大致有三个要点：第一，韭菜不可切得太短，最好整根不切或是仅切长段；第二，轻煮或开水烫软，不可煮得过熟；第三，剂量要足。是不是长条状的粗纤维的有韧性食物都与韭菜一样有相似的作用呢？比如水分不是很足的豆芽或者金针菇？我很快否定了这个想法，因为韭菜还有辛温开散与开咽利膈、通调胃肠、通便的作用，是其他食物不具备的，这一点也很重要。

相较于误吞或主观故意吞下的铁钉、铁丝等，误吞诸如骨头、鱼刺、枣核、牙签、硬币、钥匙、假牙等物更为常见一些，这种情况的危害说重不重，说轻不轻，手术似乎显得小题大做，不手术又怕有严重后果，在这个尴尬的时候，我觉得用韭菜来治疗是比较稳妥可取的办法。当然，必须是异物已经到达胃部以下，如果卡在咽喉部，不可孟浪轻用此法。

对于正常机体平滑的胃肠道黏膜和柔软的食物来说，胃结石和胃肠道息肉是不是也应该算是"异物"呢？是不是也可以用韭菜或对证方药之外加韭菜来治疗一下呢？我觉得至少可以在条件允许的情况下试试!

韭菜子止顽固性呃逆

有一个传闻，某农村，一中年男子，突然呃逆不止，用中西药、针灸治疗，只能暂缓几分钟，昼夜不休，饮食有碍，呃声咯咯，家人不知所措，诸医束手无策，虽系小恙，又非危及生命，然病已拖了七八天，故只好转上级医院治疗。由县到地区医院，用一般中西止呃药均无效，最后只好嘱其去省医院诊治。病家心急火燎，即赴省城求医，未及门诊，暂居旅舍，同房有一位旅客，见其体质尚可，故问何病来省医院诊治，患者将病情及治疗经过一一相告。那旅客告诉其一方，即用韭菜子研粉吞服，有止呃逆之功。并嘱其向药店买5分钱韭菜子，研末吞下，移时呃逆渐止，至第2天亦未复发。患者虽呃止，但心中疑团未解，故仍在旅馆留宿三天，3天中均未再发，欣然回乡。

是否真有此卓效，而成为自己经验，还得反复实验验证。1980年秋，俞某，年已八旬，然耳聪目尚明，素体尚可，一日因饱食遇冷，则呃逆不止，当地医院针内关、足三里穴治疗只能暂缓一时，后来转本院治疗。初用针灸（耳穴）未效，配合西药阿托品、氯丙嗪亦未能愈，用丁香柿蒂汤、橘皮竹茹汤加补肾纳气之品亦不见功，忽悟，传闻中韭菜子有止顽固性呃逆之效，又思其高年肾气必虚，恐是肾阳不足，不能纳气归肾之呃逆，故放胆用韭菜子5g研细吞服（分2次），一剂而告愈。此后凡遇呃逆必用此单方试治，经治10余例均见效，可知本品疗效之可靠。

——董汉良《琐琐药话》

前用温中、补虚、降逆、止呃中药诸方中已加入补肾纳气之品，却不及区区5g的韭菜子。正如每一个人都是唯一的，每味药都是独特的，从某种意义上说，相互之间是无法替代的。

本文可与《黑芝麻治呃逆》一文互参。所取药物不同，但用法有相似之处：皆研为粉末，吞服。从气味功效来说，是温肾纳气，从意象形态思考，则是散者散也。一剂吞下，烟消云散！

旧线头烧灰治乳裂

　　1968年2月20日，北京军区梁锡才同志口述一方，治乳头裂口，日久不愈者。旧衣服线头，烧灰存性，香油调后，涂于患处。

　　永定路医院外科护士邱焕英同志，患乳裂日久不愈，求治于梁，梁君处此方，经涂后1周，渐有愈合之势，2周后痊愈。

——王毓《偏方奇效闻见录》

　　中医常将动物药称为血肉有情之品，其实人用过之旧物也是有情之物，所以旧头绳、破毡帽、故襄衣无不入药，且各有妙用。新者虽新，但不入药。

　　我曾经治疗过几例女性乳头皲裂，均为使用蛋黄油，效果也不错。但此方细细想来是颇为有趣的。皲裂为伤口，而线是用来缝合的，能缝合衣物，那就能缝合伤口，只不过一个是真缝，一个是意补，何况缝过的衣服就是来包裹肌肤的呢！旧衣物也有修复、复旧的象征。而烧炭存性有生肌敛疮之功。中医的天人相应理论自然地包含了取类比象，医者意也，不是中医的全部，但在民间一直都是一种有趣而又有效的存在。

时下的衣服多为化纤混纺，不堪入药。可用者为棉麻绢帛之类天然材料，也不一定非找线头不可，衣物本身都是由线织成的，功效应当近似。但非旧者不用。

决明子治便秘

　　余于数年前治一晚期腹腔癌症患者，大便不通数日，忽觉腹中急迫难忍，但登圊又不能排便，不得已于居室内辗转踯躅，直至深夜仍不得通。急电告余，患者自知肠道多为肿瘤侵蚀损坏，恐用力不当致成意外，故不敢过分努责，要求授予速通大便之方。余踌躇再三，回电嘱其家属急购炒决明子60g。此时已近子夜，其妻幸得药店值班人之帮助将药购回。嘱先以30g加水一大碗，煮成浓汁约大半饭碗，吹冷与饮，服后腹中微微躁动鸣响，便仍不下，腹胀如故。一小时后再来电求助，余嘱将剩余之30g和入首次药渣中，加水再煎再服，服后半小时许，竟得畅解坚硬粟子粪数十枚。腹笥宽转，痛苦尽失。患者于半年后病故，但自服用决明子以后未再便秘。

——邹孟城《三十年临证探研录》

　　顽固性便秘和习惯性便秘患者甚多，貌似不是什么大病，若想彻底治愈却殊非易事。小病不一定好治，大病未见得不医，便秘就是这样一种颇令中医尴尬的疾病。

药店里的番泻叶卖得特别快，店家为了方便干脆30g或50g装成一小袋，患者几块钱取一袋，分若干次使用，或轻煎或泡服，一用就灵，取效倒也快捷，我观察过，用番泻叶的人远远比用麻仁丸的人多。可惜此物虽然有效，但不过是一时之快，停药不用，谷道还是不通。而且这东西味苦性寒，时间久了难免坏了脾胃，顾此失彼，但这一般都是患者自己所为，痛快一时是一时。

受北京名医魏龙骧先生影响，我治疗严重便秘时常在对证方药中重用生白术，虽不一定像番泻叶那样奏效迅捷，但白术甘温补中，不至失了大本营，用了白术，又常常与枳壳相伴，这就成了枳术汤，腹胀而便闭者尤适；若痰湿较盛，则取用大剂莱菔子，化痰通便；若火盛而咽喉不舒，则重用牛蒡子，降火利咽通便；此外，黑芝麻、火麻仁、郁李仁等皆在常用之列，总之，我喜用子仁类中药。

老年人常常伴有高血压、视力下降，而决明子明目清肝，现代药理实验证明有降压作用，所以在选用单味药时，我也常常取用决明子来润肠通便。体实则生用，体虚则炒用，或是生熟各半。邹孟城此案用来治急，我则多是徐图。我用炒决明子的时候，都是取生决明子现炒现用，似乎效果更好，而且香味浓郁，有醒脾增强运化的作用。无论虚人、老人、儿童皆可服用，久服亦无伤胃之弊。

《伤寒论》中的蜜煎导法，市面现已有据此制成的蜂蜜栓销售，使用起来很是方便。北京中医药大学教授郝万山先生说，此物甚好，不但没有副作用，而且长久使用有望使便秘恢复正常。

苦参治龋齿

齐中大夫病龋齿，臣意灸其左大阳明脉，即为
苦参汤，日嗽三升，出入五六日，病已。得之风，
及卧开口，食而不嗽。

——司马迁《史记·扁鹊仓公列传》

《本草纲目》转引此案，并注云：此亦取其去风气湿热、
杀虫之义。直至现在仍有很多人在用苦参治龋齿及其他牙痛。

沈括可能是患牙痛，也用苦参治疗，不过他说苦参有副
作用，久用伤肾："余尝苦腰重，久坐，则旅距十余步然后能
行。有一将佐见余曰：'得无用苦参洁齿否？'余时以病齿，
用苦参数年矣。曰：'此病由也。苦参入齿，其气伤肾，能
使人腰重。'后有太常少卿舒昭亮用苦参揩齿，岁久亦病腰。
自后悉不用苦参，腰疾皆愈。此皆方书旧不载者。"（《梦溪
笔谈》卷十八）从沈括的叙述里可以看出，苦参不仅被古人
用来治齿病（不光是龋齿），还被用来清洁口腔、牙齿。具
体用法、疗效怎样没说，他主要强调的是经别人提醒才知道
久用苦参伤肾因而导致腰痛。我相信沈括是如实记载，不知
道沈括到底是什么牙病，以至于用苦参"数年"，不过这的
确给我们提了醒，苦参久用可能伤肾致腰痛。

老鹳草治面瘫

1987年，我从黑龙江省调往福洞医院，为办调转手续，曾到虎林县畜牧局管档案的文书李某家。他的妻子知道我是医生后，问我一些有关医学与病情的事情。闲谈中谈到，李某曾患颜面神经麻痹，在县医院治疗多日，效不显著。有人传方用老鹳草一把（大约鲜草2～3两），洗净，切碎，水煎两大碗，头煎熏洗，二煎内服。李某听后不信，言医生都治不好，一个偏方能管什么用。其妻令孩子去采来，劝丈夫按法用之，数日竟病愈。

余听后，默记于心中。归家后，适逢本厂工人董老六（行六，忘其名）得面神经麻痹来求治，我即用牵正散加减，嘱其自采此药如法用之。因当时我马上要走，恐其少服不效，所以开了20天的药。两月后我回虎林搬家时，他早已病愈，问其经过，称：按你所嘱，仅服药8天，老鹳草也用8天，即愈。正巧亲戚中有一人也患此病，闻我病愈，来问方，便把剩下的药送给了他，也让他自采老鹳草用之，他也早已痊愈了。

——郭永来《杏林集叶》

郭永来先生在后面的文字中说，这里不能完全排除加味牵正散的作用，但问题是，以往屡用牵正散治疗此病，效果却并不理想。言外之意，他确信老鹳草的这个独特功效。

郭医生耳闻加亲治已是多例，完全能够证明老鹳草是治疗面瘫的高效验方。作为一个中医，我当然也想在临床中有亲自验证的机会，不久这个机会就来了。我的一位远居天津素未谋面的网友，突然患了面瘫，尚未经任何治疗，心中甚是不安，在微信中向我求治，我即授以老鹳草方，因深居城市无法采到鲜草，嘱其去药店买干品煎煮后熏洗加内服，未再使用牵正散等任何其他药物。不数日，他兴奋地告诉我，按我说的办法治疗，他的病已经完全好了，并连发数个红包以表感谢！

通过这件事，我意识到老鹳草很可能是一味治疗痿症的好药——面瘫即为局部肌肉的痿废。后来我治疗一例有 10 年病史的格林巴利综合征患者，双手扶墙勉强能从卧室挪蹭到卫生间，双下肢肌肉萎缩，足内翻。据症用方有变化，但从一开始就在每剂主方中加入老鹳草 100g。服药 2 月余，足内翻已纠正，感觉下脚较前稍觉有力，虽仍举步艰难，疗效亦属可观，目前还在治疗中。

鲤鱼治水肿

洪山桥梁某，年四十岁，鱼货摊工人。家居临水，又操此业，日与湖光相伴，至秋半忽得两脚浮肿，到处治疗，愈趋严重。半月之间，面浮腹胀，气喘，势甚危重。余亦往诊，与利水通阳、泄浊化气等药，皆无效。复更易数医，均感棘手。适有古田某农民来榕为人耕田，寄寓其家，获悉病情，教其买鲤鱼一尾，放在尿缸中，任其泅游二十分钟，取出剖腹去肠肚，再用韭菜连根约二三十株洗净和入，以开水炖熟，连鱼和汁服之。奈病家弗信，未服。越三日，病势益危，不得已死中求活，乃如法制备。初尚疑虑，仅服半剂，约两小时，病人尿出甚多，汗渍如浆，腹部舒爽；于是继服之，小便如决，大便亦达，翌日肿退身轻，症状若失。举家惊喜，煮酒酬谢。叩其治病之理，据云其伯父本是一治肿专家，所用之药，多半单方。鲤鱼善能入土，取固土之意，韭菜有通阳泄浊之力，两者相合，利尿益著。

——吴芝春《福建中医药》1961 年第 4 期

鲤鱼性善下气利水消肿。《名医别录》说其"主水肿脚满"，《本草经疏》说其"利小便，使黄疸、水肿、脚气俱消也"，《日华子本草》说其"煮食，下水气，利小便"。《外台秘要》有鲤鱼治疗水肿方："用大鲤鱼一尾，赤小豆一升，水二斗，煮食饮汁，一顿服尽，当下利尽即瘥。"《千金要方》亦有鲤鱼汤，已故国医大师任继学先生善用其治疗肾病水肿。

鲫鱼和鲤鱼的功效大体差不多，都有润肺止咳平喘、利水消肿的作用。中医前辈陈源生先生善用家传方治小儿哮喘："三岁以下小儿作哮喘，农村习称'吼包'，稍有外感则引动哮喘，缠绵难愈。余在农村行医时，用家传便方，屡获效验，即用约二三两重的活鲫鱼一尾，以患者自家的尿置盆中养之，待鱼发红时，即取出煨汤食之，至多服十来次，哮喘可不再发。"（陈源生《陈源生医论医著》）肺为水之上源，又通调水道，陈先生治哮喘的方法与上案治水肿之法有异曲同工之妙，人尿在这里被用得简直妙不可言。

鲤鱼治肿作为食疗方不唯煮食一途，亦有烤制者："取1斤重以上鲜鲤鱼1条，芒硝30克，先将鲤鱼洗净，将芒硝从鱼嘴塞入腹内，外裹湿黄草纸或涂上一层黄泥，炭火炙后去腹垢，顿服其肉，每日1次，连服7天，多服无害。曾治李某，男，56岁。因患慢性肾炎，遍体漫肿10余年，尝服多方，效果欠佳，乃服上方试之，服4次水肿消退大半，再服4次水肿全消，已年余未再发。"（黄秀英《湖南中医杂志》1986年第6期）

灵芝抗衰老

十余年前，有同道自开封来访，以灵芝一只相赠，其大尺许，称为"百年物"，数之，得六十余轮。我既得此灵仙，姑试食之，费了很大劲儿将其切成小块，每日3g，水煮2次，这是朱黄相间之芝，其味苦。这1斤芝大约服了四五个月，初不信其有功，而其功渐见：与老妻忆说儿时情景，忽然历历在目。我除作诊疗工作外，还编撰一些著作，虽已年迈，而思维敏捷，毫无窘涩之象。

我服灵芝二三个月，睡眠即有改善，以施用于临床，记有一女性病人，言已数年不得熟寐，处以安神镇静法，嘱服灵芝。一周后患者来谢，鞠躬致礼，谓"是生平未有之好睡也"，其狂躁之气悉平。又服灵芝血压偏高者能降，血压偏低者以升。平衡血压，我不恃灵芝为主药。如是，则《神农本草经》"安精魄、安神、保神"之说亦验了。

——何时希《长江医话》

灵芝历来是传说中的仙药，传播最广的是白蛇盗仙草的故事。近年来灵芝在保健品市场春风得意，更被一些直销者说得神乎其神，如治疗癌症等，但在传统中医方剂中，却很少见其身影。

著名中医学家何时希先生家传医学有八百余年历史，亦是程门雪先生弟子，著作等身，是我颇为敬重的中医前辈。他不厌其烦地介绍自己及给患者使用灵芝所得的疗效，当有可信可取之处。

灵芝在《神农本草经》中被列为上品，分青、赤、黄、白、黑、紫六色，功效大致相近，皆如益精气、坚筋骨、通九窍、聪耳明目，久服轻身不老、延年、神仙等语。总结下来用现代话说应该是具有抗衰老的功能。

时下，阿尔茨海默病患者的发病率呈逐年上升的趋势，也缺乏有效的预防和治疗办法，从古人的记述和何时希先生的验证来看，人在进入老年之后，适当地服用一些灵芝，在老年痴呆的预防和改善上，或许有可期的作用。

灵芝抗衰老

硫黄治沉寒

案一

一人年十八九，常常呕吐涎沫，甚则吐食。诊其脉象甚迟濡，投以大热之剂毫不觉热，久服亦无效验。俾嚼服生硫黄如黄豆粒大，徐徐加多，以服后移时觉微温为度。后一日两次服，每服至二钱，始觉温暖。共服生硫黄四斤，病始除根。

案二

一人年四十许，因受寒腿疼不能步履。投以温补宣通之剂愈后，因食猪头（猪头咸寒，与猪肉不同）反复甚剧，疼如刀刺，再服前药不效。俾每于饭前嚼服生硫黄如玉秫粒大，服后即以饭压之。试验加多，后每服至钱许，共服生硫黄二斤，其证始愈。

案三

一孺子三岁失乳。频频滑泻，米谷不化，瘦弱异常。俾嚼服生硫黄如绿豆大两块，当日滑泻即愈，又服数日，饮食加多，肌肉顿长。后服数月，严冬在外嬉戏，面有红光，亦不畏寒。

——张锡纯《医学衷中参西录》

中医习称动物药为血肉有情之品，而矿石之属想来冰冷当为无情之物，其实不然。一旦真的需要矿石类药物治疗某病，其所起到的作用，往往是其他动植物药所无法替代的。《神农本草经》在上中下三品中排在前面的都是矿石类药物，古人这样安排肯定是有其道理，只是很多东西我们还没有领悟。

张锡纯运用硫黄治疗沉寒痼冷重疾的病例，在《医学衷中参西录》中还有很多，患者表现不同，症状各异，或有恶寒肢冷，或不明显，但脉象皆为沉迟或沉弱，很多虽曾服用大热温补之剂无明显效果。这说明硫黄的温补之性远非他药所能及，故能治沉寒大症。

世用硫黄多为制者，而张锡纯所用者为生硫黄，他说："愚临证实验以来，觉服制好之熟硫黄，犹不若径服生者其效更捷，盖硫黄制熟则力减，少服无效，多服又有燥渴之弊，服生硫黄少许，即有效而又无他弊也。十余年间，用生硫黄治愈沉寒锢冷之病不胜计。盖硫黄原无毒，其毒也即其热也，使少服不令觉热，即于人分毫无损，故不用制熟即可服，更可常服也。且自古论硫黄者，莫不谓其功胜桂、附，唯径用生者系愚之创见，而实由自家徐徐尝验，确知其功效甚奇，又甚稳妥，然后敢以之治病。今邑中日服生硫黄者数百人，莫不饮食加多，身体强壮，皆愚为之引导也。"

后人使用硫黄的病例不甚多，录一则黑龙江中医前辈钟育衡先生的医案如下。

1934 年，我治愈 1 例真阳虚衰、阴寒内盛患者。病人朴某，男性，40 岁，朝鲜族。病人以耕种水稻为生，久经冷水浸渍，寒湿入里，真阳暗耗，30 岁左右时腰以下寒冷透骨，皮衣重裘不能使其转温，而且炎夏伏暑也离不开毛衣棉裤，结婚多年无子。经许多医生诊治，服用了大量附子、肉桂、鹿茸等药物，效果不明显。求我诊治时，病人腰以下（包括阴部）扪之冰手，舌质淡，苔薄白，脉沉缓无力。余以为这便是真阳虚衰、阴寒内盛之证，当以火中之精——硫黄治疗为宜。拟硫黄、续断、杜仲 3 味药共为细面，日服 1 次或 2 次，凉开水送下。方中以硫黄为君，温补真阳；续断、杜仲为臣，补肝肾兼通经络。先后治疗 70 日，共计服硫黄 235g，续断 192g，杜仲 192g。病人由好转渐至痊愈。次年又生一男孩。硫黄为热性有毒药物，一般为外用，很少内服，治疗真阳虚衰、阴寒内盛之证，内服硫黄胜过其他药物。硫黄应从小剂量开始，逐渐加大。（钟育衡《北方医话》）

钟育衡先生未言此案所用硫黄为生熟，不管哪种，已见硫黄温阳散寒之力——此前已服过大量附桂，效不明显，而用了以硫黄为主的三味小药竟柳暗花明，仅两月余如此疑难重证得愈，并喜得一子，这样的结果令人击节赞叹。硫黄不愧被称为"火中之精"。

当代以治肿瘤名世的经方医家王三虎先生，早在其学生时代即效仿张锡纯，用生硫黄治虚寒遗尿多例，其言服三月以上者，未有一例复发，可见疗效稳定持久。

龙胆草治热淋

北门小青年吴某，幼丧父，母亦无正常经济收入，唯提篮小卖，勉强糊口而已。为改善生活计，吴又以瘦弱之躯，追逐热闹场中兜售棒冰，暑热蒸炙之苦，可以想见。一日上午，忽来求我，说尿频、尿急、尿涩痛而灼热，影响奔走叫卖，甚以为忧。嘱以龙胆草9g，煎汤两碗凉透，上、下午空腹时各冷饮一碗，小便随即清利。其后受热，病复作，自知用之。

——龚士澄《杏林小品》

根据文章描述，此案是感受暑热之邪而引发的热淋。热邪入于少阳，肝胆经脉不畅，疏泄失司，致小便不利，频急热涩而痛。本病由外邪所致，但没有表证，故不用解表清热方剂；也不是肝胆湿热下注，因此，也不用龙胆泻肝汤。但用一味龙胆草，量也不大，直入肝胆清热而疏利气机，热得清而小便复常，用得颇为巧妙。但这似乎不是治本之法，所以再度受热病又复作，此法用之仍效。我觉得患者应该多多少少会有一点湿热的表现，如果有热无湿，或病不在暑月（暑必兼湿），只选一味药的话，那选用柴胡是不是更适合呢？柴胡既疏利肝胆气机又能提透少阳郁热，且小柴胡汤、四逆散等含有柴胡方都治小便不利。这是我的思考，不一定正确，甚至可能深违龚老之本意。

膝关节积液，中医认为是痰湿留滞骨节。蒋立基老中医觉得治疗此类疾病，用三妙、四妙等方见效太慢，但也苦无良策。后来阅读《续名医类案》对"木热则流脂"一句深有所悟，觉治痰饮大法，贵在调畅气机。通过不断摸索，认为龙胆草是治疗膝关节积液的要药——清热、除湿、散结，均能使肝气条达，且《神农本草经》曰"主骨间寒热"，《本草正义》称其"疏通湿热之结"。在使用过程中，因其苦寒，常加桂枝和营、通阳、利湿、下气、行瘀、补中；或加陈皮或合四妙，以此为主，随证加减组方，每获良效。医案如下。

赵某，女青年，患类风湿关节炎，左膝肿痛，时有寒热、汗出，经中西药治疗，热退痛止，但左膝髌肿胀不消，查髌上囊肿胀显著，抽之有淡黄色液，量较多，舌淡红苔白，脉弦数。处方：龙胆草 24g，桂枝 9g，薏苡仁 20g，牛膝 12g，陈皮 12g，生姜 3 片，服 3 剂，症减大半，再 3 剂而瘥。（蒋立基《长江医话·龙胆草治膝关节积液》）

古来公认，治疗湿热，莫求速效。此案龙胆草量独重，疗效亦快而显。蒋立基先生的思考和实践经验，都值得我们学习和更加深入的研究。

我忽然想到，刘渡舟先生治疗高血压病的验方，三草降压汤——龙胆草、夏枯草、益母草，疏达气机、利湿散结、行瘀清热，病机也是偏于湿热痰瘀的，这里龙胆草应为主药。

中医里治疗湿热的药物与方剂，数量极为庞大，特别是清代以来温病学的兴起，使得这一阵营更是蔚为大观。但不论在伤寒里，还是在温病中，都少有龙胆草的身影，使用率也不高。通过学习龚士澄和蒋立基二位先生的经验，感觉龙胆草应该有更大的使用空间。

芦荟外用止血

1968年春，一王姓患者，因患急性粒细胞性白血病住入县医院内科病房，其时患者严重贫血，两口角各有一绿豆大的破溃，血流不止，衣襟、枕巾均为血染。入院后紧急止血、输血，但出血仍不止，贫血亦未改善。经全科讨论，一致认为对此患者，补血固属急需，而止血尤显迫切。患者体质衰弱，口角溃烂一时不易愈合，遍用内治、外敷止血敛疮药均不见效，请口腔科医生会诊，仍不能得到控制，即邀我用中药止血。

余选家传止血药——芦荟3g,研成细末，撒于口角溃烂处，随即沾血溶化如胶，形成一层薄膜，紧贴皮肤，从而出血停止，四五天后，此两处溃疡自然愈合；患者病情缓解后出院。

——孙浩《长江医话》

芦荟药用为人所熟知，内服清热通便，多用来改善便秘，外用治疮癣。不意用其止血且有如此疗效。

稍微仔细想一下会发现，芦荟无论治本案的皮溃出血，还是皮癣，甚至包括便秘在内，都和皮肤、黏膜有关。也就是说芦荟的胶体作用独特，不仅可以润滑皮肤和黏膜，还对其坏损、破裂及其他病理性改变有修复和止血作用。那它对口腔溃疡、胃及十二指肠溃疡（糜烂及出血）、痔疮及肛裂出血也应该同样有效。这个可以去慢慢验证，只是内服时则应注意方法和剂量，脾胃虚寒长期便溏者皆应慎用，或者微剂量缓缓给药。

萝卜解一氧化碳中毒

辛未冬，德兴西南磨石窑，居民避兵其中，兵人来攻，窑中五百人，悉为烟火熏死。内一李帅者，迷闷中，摸索得一冻芦菔，嚼之，汁才咽而苏，因与其兄，兄亦活。五百人者，因此皆得命。芦菔细物，活人之功乃如此……炭烟熏人，往往致死，临卧削芦菔一片，著火中，即烟气不能毒人。

——元好问《续夷坚志》

芦菔，即萝卜，也叫莱菔。《本草纲目》引《延寿书》：李师逃难，入石窟中，贼以烟熏之垂死，摸得萝卜一束，嚼汁咽下即苏。此例与《续夷坚志》所载虽出处不同，但恐为同一案，李帅李师实为一人，传抄之误也。李时珍在后面补充说："此法备急，不可不知。"《随息居饮食谱》即云萝卜能"解煤毒"。同为清代不著撰人编《增补神效集》说："治被火熏死，生萝卜捣汁，灌之即甦"。赵俊欣《十一师秘录》亦云：一氧化碳中毒，昏不知人欲死，白萝卜打汁，灌之即活。皆可佐证此案之真实可信。

海上中医大家何时希先生说他在上海治过一个一氧化碳中毒的西医同道，幻视、幻想，夜不能卧，外出乱走，心烦，坐立不定，记不住门牌号，常在马路上乱转，有时清醒些，自知预后不佳号啕大哭，病情很重。何先生就是因为想起了古人笔记中嚼食萝卜无意中解了烟熏之毒的例子，于是在辛凉清泄的对证方药中加入地枯萝（即萝卜的干枯老根，又叫地骷髅、仙人骨），同时嘱其多吃鲜萝卜和绿豆汤。何先生说疗效之速，出人意料。后来这位西医同仁居然重返工作岗位，毫无后遗症。

不要小看任何一味中药，也许它看起来就是一文不值的废物，却可能蕴藏着起死回生之力，且是很多包装考究的名贵中西药物无法替代的。

邹馥香在《医学文选》1990年第1期报道了两例白萝卜解救煤气中毒的例子，皆疗效迅速而神奇，同样让人过目难忘："凡遇煤气中毒者，首先开窗通风，或将患者搬离现场，然后立即用生白萝卜捣烂取汁（可加少量白糖），用筷子将患者口撬开，将萝卜汁徐徐灌入，可配合针刺或指掐揉按人中、内关穴位；神志清醒者，可将萝卜切成细条，令其嚼食即可。刘某，女，20岁，在闭门洗澡时，室内生一盆炭火，煤气中毒，昏倒于地，其母呼救，笔者赶到，见门窗已开，患者昏迷不醒，面孔樱红，瞳孔散大，呼吸慢而不规则，心率快，脉搏无力，四肢时而抽动，小便失禁，血压 90/50mmHg，属煤气中毒重症。按上法治之3分钟神志清醒，半小时后恢复如常人。黄某，女，24岁，生一炭火在室内备课，煤气中毒。头晕恶心，心慌，胸闷气短，全身乏力，丈夫将其置于床上，打开门窗，笔者闻讯前去救治。见其神志尚清，令其丈夫嚼碎萝卜喂食。开始患者咀嚼困难，吞下十数口后，精神好转，咀嚼灵活，15分钟左右复如常人。"

毫不起眼的萝卜，就是有如此"神功"。俗语说：冬吃萝卜夏吃姜，冬天才会生火取暖，难道这里也有预防中毒的含意？原案中说，削一片萝卜放在炭火中，人即不会中毒，原来还可以这样预防煤气中毒？！

我在想，火灾中有很多人不是被烧死的，而是被烟熏窒息而死，萝卜在这些人中是不是也有应用的机会，或者在火灾中避免窒息死亡能起到一些作用呢？

萝卜汁治头痛

王安石当宰相的时候，有一天正在殿中奏事，偏头痛的毛病突然发作且痛不可忍，于是向皇上请假回家治病。宋神宗赵顼让王安石去旁边的屋子休息，然后让人端来一蚬壳盛着的药液，并告诉他使用方法：左侧头痛即灌右鼻孔，右侧头痛即灌左鼻孔，左右俱痛，则两个鼻孔都灌入此药液。王安石按法使用，不一会儿头痛就好了。

第二天，王安石自然要去面谢圣上，皇上说，宫里从太祖开始就有数十个这样的秘方，这是其中一个，并把这个秘方赐给了他——方法就是新鲜萝卜榨汁，灌入鼻孔即可。后来王安石把这个方子告诉了身边的人，治愈了好几个头痛的病人。

苏东坡从黄州回朝，路过南京，王安石把这个方子传给了苏东坡。苏东坡用过之后也觉得效果神奇，只是用药之后可能眼睛会红，过一会儿头痛就好了。

——笔者据《苏沈良方》等整理

这则医案还被收载入《梦溪笔谈》《本草纲目》《本草备要》等不同书中，叙述略有出入。

《名医类案》卷一，江少微治黄三辅案，醉饮青楼，夜卧当风，患头痛发热，自汗盗汗，饮食不进。医治十余日，都无效。江少微诊得六脉浮洪，重按少力。先用白术、泽泻酒煎而热退，汗仍不止，再以归脾汤加味，十多剂而愈。但是头痛却一直都没好，后来他就是用白萝卜汁吹入鼻中，结果立竿见影，头很快就不痛了。还是《名医类案》，卷二，江应宿治岳母中暑，身热如火，口渴饮冷，头痛如破。投人参白虎汤，日进三服，渴止热退，唯头痛不已。于是用白萝卜汁吹入鼻中，愈。

徐州吴建华医生用萝卜汁滴鼻治疗头痛 20 例，仅一例无效。验案如：王某，女，1992 年 10 月 27 日诊，头痛 5 天，5 天前因情绪不佳引发剧烈头痛，伴头晕、恶心、心烦。就诊外院，CT 检查排除脑实质损害，予正天丸、镇脑宁及去痛片等药物口服治疗 3 天未能缓解。舌质红，苔薄黄，脉弦有力。中医辨证属肝阳上亢头痛，西医诊断为血管神经性头痛。予萝卜汁滴鼻 1 次，半小时后疼痛完全消失。(《四川中医》1995 年第 9 期)

萝卜性味辛甘温，能消积化痰散结，治疗寒湿痹阻或湿浊蕴结的头痛理当有效。萝卜辛辣，打汁灌入鼻孔后刺激鼻黏膜，一定会流出鼻涕或清水，也就是使病邪从鼻外出，从而病愈。基于这样的理解，我用这个办法治疗过几例湿浊壅盛型的鼻窦炎和耳鸣，有效。此方与瓜蒂散搐鼻治疗湿热头痛和黄疸的机理是极为相似的，主要针对的是实证，但虚证的头痛和头面诸窍不利，暂用当亦可解一时之难，如江少微治黄三辅头痛案，脉象沉取少力，本质上是虚证，所以才先用健脾除湿的《内经》泽泻饮解酒退热，再有归脾汤止汗，最后用萝卜汁除头痛。但若久用恐不合适。

马齿苋治多种咳嗽

庄某，女，4岁。1978年11月5日初诊。8日前始畏寒微热，流涕，轻咳。刻诊：阵发性痉咳，昼轻夜重，咳声高亢，咳已有鸡鸣样回声，咳时面赤腰曲，涕泪俱下，咳出少量黏痰乃止。脉滑稍数，舌红，苔薄黄。诊为百日咳。药用鲜马齿苋200～300g，水煎2次，合并滤液，浓缩至100～150mL，1日分3次口服，每日1剂。

——庄焘平《四川中医》1990年第11期

咳嗽是极多发极常见的病种，有些咳嗽不是那么好治的，有的人感冒好了，咳嗽却久久不愈；有的人患有慢性气管炎，咳嗽多年，屡治不效。河南人向天清，疯狂地热爱中医，自学成材，后曾拜四川名医唐步祺先生为师。唐先生撰有《咳嗽之辨证论治》一书，对咳嗽的机理与辨证分型论述均颇为详尽。据说向天清离开四川时，老师曾授他一首治咳秘方，并谓："凭本方可保此生有饭吃。"该方的组成到底是什么，无从得知。这个方子真那么灵？若果真如此，唐先生自己干嘛还要费力地研究咳嗽一病，又要详分许多证型呢，岂不是多此一举。

马齿苋主要功效为清热解毒，散血消肿，凉血利湿，本草书中几乎无人论及其治疗咳嗽。庄毳平先生重用鲜马齿苋治疗百日咳，观察了60例，总有效率为93.3%。王云翔等用马齿苋汤（马齿苋30g，蜜麻黄、苦杏仁、生甘草各10g）治疗顽固性咳嗽也取得了较好疗效。如"张某，女，16岁。一个月前因感冒致咽痛，头痛，咳嗽，周身疼痛。经治疗后感冒痊愈而咳嗽仍不止，曾服用蛇胆川贝末、复方甘草片、咳快好、痰咳净等，症状无明显改善。伴咳少量稀白泡沫状痰，舌质淡红，苔白润，脉沉而紧。胸透见双肺纹理紊乱，末梢血象示白细胞总数10.9×10^9/L。西医诊断：支气管炎。中医证属风寒犯肺，肺失宣肃。宜宣肺止咳，温肺散寒法。上方（马齿苋汤）加五味子、干姜各7.5g，2剂后，咳嗽咳痰减少，7剂症状消失，停药一周仍未复发。"（《实用中医内科杂志》1989年第4期）从经方的角度看，这是一个寒饮内伏的小青龙汤证，以马齿苋汤加味也取得了良好的疗效。

　　以上所述的咳嗽验案，基本上都和感染有关，从现代医学角度来看，马齿苋有一定的抗感染作用。但这并不能简单地归结为马齿苋止咳是因为它的清热解毒，如张某案，就不是热症。除此之外，马齿苋也可用于非感染性咳嗽，如"患者刘某，女，65岁。咳嗽4年多。每逢冬春咳嗽不已，食减，消瘦，曾服中西止咳药，未见轻减，后用马齿苋2两，麦冬5钱，首乌4钱，水煎浓汁，日服3次，每次20mL，服用3天，阵咳显著减少，夜间能眠，又连服半个月，咳止。后又服10天，观察1年未发。"（姚弭乱《上海中医药杂志》1979年第1期）

　　另外，赵宗刚等报道，他们重用马齿苋治疗慢性心功能不全，病例中包括肺心病的咳喘。（《实用中医内科学》2003

年第 5 期）

　　治咳，只是马齿苋众多良能中的一个，在其他方面出众的疗效，我会在另外的文章中再谈。

马齿苋治多种皮肤病

白癜风

陈某，男，27岁，营业员，1979年7月3日来我所就诊。左眉上白斑已4月余，3cm×2.5cm大小，无任何异常感觉。诊为白癜风。治疗：鲜马齿苋适量，洗净、切碎、捣烂，用纱布包好，挤出汁液，装瓶备用。每100mL中加入硼酸2g，可久贮备用。使用时用棉签蘸马齿苋液涂患部，每日2次，早晚各1次，配合患部日光浴。5个月后，皮损基本恢复正常，继续用4个月。3年后随访未见复发。

——宗建华《中国农村医学》1983年第4期

马齿苋的别名极多，尤以"长寿菜"和"五行草"透出其生命力的顽强以及广泛的治疗作用，仅仅皮肤外科，可治疾病便数之不尽。除了上面提到的白癜风，就我之所见再举几例，如下。

感染性疾病如带状疱疹

王某，男，14岁，学生。于1975年8月，右侧下胸部开始疼痛，5天后相继起红斑及水疱，逐渐增多，从前胸发展至右侧背部，排列成带状，疼痛难忍。经口服西药、针抽及外用碘酒、红霉素膏后，水疱仍存，疼痛不减，坐立不安，舌质红苔薄白，脉滑数。当即涂敷马齿苋解毒膏：将鲜马齿苋洗净后，用刀切碎放入蒜臼内，捣烂成糊状为止涂敷患处。日换2次。（田新贵《新中医》1982年第4期）作者自述用此法治疗带状疱疹10余例，均在两天内治愈。

其他以马齿苋一味外用，见诸报道的还有扁平疣、丹毒、足癣等感染性皮肤疾病，事实上远不止这些。

过敏性疾病如荨麻疹

卓某，女，18岁，护士。1982年9月中旬患急性荨麻疹服扑尔敏等抗过敏药2天无明显好转，静脉注射钙剂中又突然发生头昏、心悸、胸闷、全身冒汗，脉搏减弱，血压70/60mmHg，即按"过敏性休克"予以处理后，休克虽较快被纠正，但荨麻疹消退片刻又发，全身瘙痒。即单独采用马齿苋疗法：取马齿苋鲜全草200～300g，加水约1500mL煎沸浓缩至1000mL左右，即内服100mL，余下药液再加水适量煎沸后捞弃药草，待汤液稍温，即可用之频频擦洗患处，每天2次，治疗两天痊愈。（林伙水《福建中医药》1989年第4期）这例荨麻疹先服扑尔敏无效，再改静脉滴注钙剂，不料又发生了二次过敏。似乎是在这种不得已的情况下无奈选择用中草药马齿苋治疗的，却很快就痊愈了。尽管这是个例，但这样的例子并不少，中医药的优势在对比下一目了然。

溃疡性疾病如臁疮

多年恶疮，百方不瘥，或痛痒不已者，并捣烂马齿傅上，不过三两遍。此方出武元衡相国。武在西川，自苦胫疮

燃痒不可堪，百医无效。及到京，有厅吏上此方，用之便瘥也。李绛记其事于兵部手集。（李时珍《本草纲目》）

免疫性疾病如湿疹

有一妇人患脐下腹上，下连二阴，遍满生湿疮，状如马瓜疮。他处并无，热痒而痛，大小便涩出黄汁。食亦减，身面微肿。医作恶疮治，用鳗鲡鱼、松脂、黄丹之类药涂上，疮愈热痛甚。治不对，故如此。问之，此人嗜酒贪啗、喜鱼蟹发风等物。急令用温水洗拭去膏药；烂研马齿苋入青黛，匀涂疮上，即时热减痛痒皆去；仍服八正散。如此五日，减三分之二，自此二十日愈。医曰："此中下焦蓄风热，毒气若不出，当作肠痈内痔，仍常须禁酒及发风物。"然不能禁酒，后果然患内痔。（《历代无名医家验案》引《本草衍义》）

其他关于马齿苋的验案，如痤疮、疖肿、牛皮癣等疾病，见于报道者还有很多，不再罗列。

李时珍说："马齿苋所主诸病，皆只取其散血消肿之功也。"仅从以上所列验案看，这句话似乎已无法概括它的全部功效。

马蹄草敷脐治臌胀

彭某，女，48岁，干果公司仓库工人。

患者于1973年因运水果不慎从车上摔下，送某医院急诊，摄片诊断为3～5胸椎压缩性骨折，经整复骨折后第二天，腹部胀大如鼓，予以桃仁承气汤化裁，得泻下十余次，肿胀全消。两月后，又如前之臌胀，经服下瘀血汤与桃红四物汤合方3剂而愈。时过一年，患者骨伤已趋愈合，后因情志不遂，气郁不舒，致腹胀如前。西医检查未发现器质性病变。某医用利水消胀、导滞宽中之剂不效，又改以峻下逐水，药如黑白丑、大黄、商陆、槟榔片等，肿胀如故，已近2月余。峻下过剂，大伤元气，患者卧床不起。余诊时患者面色萎黄、晦滞，头晕乏力，口干不思饮，小便短少，胃纳甚差，饭量每日仅二三两，心悸心累，气往下落，扪及腹部柔软，喜按，查其舌质淡苔薄，脉沉而弦细，乃处以五皮饮加黄芪、玉米须、鱼鳅串、鸡矢藤，并少佐沉香、肉桂。服3剂，患者觉小便稍多，心悸心累似有好转，余无变化，继服数剂，进展不显。三诊乃停服汤药，嘱患者以鲜马蹄草4两，清水洗净捣茸，和白酒炒热包肚脐，患者如法睡前包上，夜半时觉腹中似有物窜上窜下，瘀麻朦胧之中，觉气从下脱，睁眼又无此感，全家皆为惊恐，欲去脐中马蹄草，然患者执意不从，不一会儿患者下坠甚急，有如临产之状，忍耐不住，家人急扶更衣，二便俱下，患者描述当时情景说，下的尽是筋筋网网、块块坨坨一样的东西，是夜约下3次，翌晨患者顿觉清爽，腹胀大减，亦思纳食。连续再包两夜，但第2、第3夜，感觉渐次减弱，第4日肿胀清其大半，面部已无晦滞之色，乃再以五皮饮加黄芪、玉米须、焦楂、麦芽、广香为剂，数服肿胀全消，唯纳食欠佳，继以薛氏参麦汤化裁而收全功。

——陈源生《陈源生医论医著》

现代医学没有明确诊断这是个什么病，但中医诊断应该很明确，臌胀是也，而且病因也很明显，折跌之后气血瘀滞，损伤经络，故采用活血通下之法，但愈而复发，如是者三，再用此法无效，换他法亦无大效。陈源生先生经验丰富，此时停止内服药，改为外用单味马蹄草敷脐，当夜见效，浊邪从二便排出，一举扭转了攻补两难病势逐渐加重的局面，再经调治，终达痊愈。

马蹄草又名积雪草、崩大碗，陈源生先生常用此药鲜品炒热包脐，用于臌胀、积聚、水肿、癃闭等，特别是肝硬化腹水，二便不畅而兼体虚的患者，利而不伤正，此治堪称良法。

1989年第12期《四川中医》刘光来报道，其用与陈源生先生如出一辙的马蹄草敷脐法治了两例癌症晚期腹水少尿，其腹如鼓的病例，迅速达到了尿量增加腹水减轻的目的。

陈源生和刘光来都认为，马蹄草若与麝香同用，疗效更佳。

2022年3月，我治疗了一例肝硬化、肝癌晚期瘤体破裂伴有血性腹水的患者，患者住院用了靶向药后周身不适、发烧，且症状无明显改善，日渐消瘦而虚弱，腹胀大而硬。内服药既要扶正又要利水，多日没有明显效果。我即效仿陈源生先生，嘱其女从网上购买鲜马蹄草，详细告知其使用方法。使用第一周没有见到明显疗效，从第二周开始，大小便量增，腹胀慢慢消退，病情得以有效缓解。

麦冬治水肿

瞿某，女，5岁，1960年4月2日诊，平昔营养欠佳，悉以瓜菜代粮。患儿麻疹起病之前，久已枵腹，致身形瘦削，面有菜色。初，其疹迟迟难透，经多方图治，幸而化险为夷，皮疹依次布齐，继而热降身和。唯于开始落屑后，由颜面而周身，渐次浮肿，某院西医诊治乏效。

患者虽遍体浮肿，但皮肤反干涩皱揭，面容萎黄不泽，小便短少黄赤，唯欢笑不减，知饥能啖。舌光红欠润，脉细而甚数。其母恳余速投利水退肿之剂，告以此乃温热气复之类，若强行渗利，反有害而无益。欲治其水，唯改善营养。至于药治，则宜增阴以配先复之阳。遂书麦冬15g，嘱日服1剂，1剂后，小便陡增，浮肿显减。越二日往视，肿势退净，舌润苔生而康复。

——石坚如《中医杂志》1987年第7期

我们熟悉的中药学启蒙教材，不论是古代的《药性歌括四百味》《药性赋》，还是现代中医院校《中药学》教材，说到麦冬（别称麦门冬）的时候，两字可以概括——养阴，顶多再加个清热除烦。的确，麦冬是一味常用滋阴药，可补多脏之阴虚，我们所熟悉的清燥救肺汤、沙参麦冬汤、一贯煎、八仙长寿丸等方剂，可滋肺阴、胃阴、肝阴、肾阴，每方都有麦冬。

麦冬可医水肿，鲜有提到。

在原文中，作者说这样的水肿为"气复"，所谓气复证仅见于温热病之恢复阶段，以颜面或全身浮肿，并兼有一些阴虚见证，而别无他恙为其特征。《温病条辨》解释病机为："温热大伤阴气之后，由阴津损及阳气，愈后，阳气暴复，阴尚亏歉之至。"作者认为麦冬治此类水肿是因为其养阴的结果，阴液复而气不孤，阴阳平衡水肿自消，而非麦冬真的利水。气复之水肿，包括本案在内作者举了三例，皆以养阴增液之药治愈，颇能支持作者的理论，也可印证其经验之丰富。但其所用之方中皆有麦冬，这是值得重视的——那么多养阴药，为何如此恋麦冬而不舍？

如果外感病后期伤阴的水肿，可以这样治疗，那么内伤而见阴亏的水肿，是否也可这样用呢？我们看看门纯德先生的一则医案。

1973 年，我校刘处长的叔叔在内蒙古乌盟工作，出差路过大同，刘处长带他前来请我给诊治。诊见：口唇干燥、面色青黄无泽，烦躁憋气，体温37℃，全身还有浮肿现象，舌边紫，舌苔黄而干，脉弦大。患者在乌盟时已服过好多药，不效。乌盟医院认为是肝炎近乎肝硬化。《成方切用》云："一身洪肿者，麦门冬汤主之。"不是《金匮要略》的麦门冬汤，此方只一味麦门冬。我当时用了二两麦冬、10 枚大枣，煎好后 1 次服下，嘱患者服后第二天看情况。因为我治浮肿，一般常用的方剂是小青龙汤、真武汤、胃苓汤、五苓散、猪苓汤，我不好用阴药。但他这病为阳病，脉弦大，故可用此方。

患者当晚就把药服下，服后到了晚上 11 点左右就睡着了（以前到了晚上烦躁难以入眠）。凌晨四五点钟晨起后小便解了很多。第二天上午来复诊时，用手按四肢皮肤说浮肿已明显减轻，还说今天自觉不烦躁了，口干舌燥亦减轻。这时我才按顺序给予治疗，治肝、保护脾肾，整体论治，运用联合方组。（门纯德《门纯德中医临证要录》）

门先生认为此患者的种种表现，主要是因为肺有燥热，肺的肃降功能失司。一味麦冬养阴清热，使肺的宣降功能得以恢复，特别是主水的功能恢复正常，从而小便大利，浮肿得消，干燥亦除。

我们似乎可以得出这样的结论：阴虚，导致气机不畅，从而使水液代谢失常，即阴亏的种种表现与浮肿同时存在，治疗的办法是从源头解决阴虚的问题，浮肿等其他问题才能迎刃而解。麦冬是首选药物，甚至可以独担此任。这种浮肿若去利水很可能像石坚如所说"有害无利"。

当代经方治肿瘤专家王三虎教授，对于肿瘤的成因，提出了多种理论，其中即有"燥湿相混致癌论"。阴虚水停的浮肿，与王先生的理论是相符的，当然这种浮肿不仅仅是肿瘤患者才有，也不是有"燥湿相混"病机的肿瘤患者都有浮肿表现。王教授受《千金要方》用麦冬治"洪肿"的启发，自然也用麦冬治阴虚水肿，与以上提到诸家可谓是不谋而合。

关于麦冬治疗水肿，其实甄权在《药性论》中说得非常明确："治热毒大水，面目肢节浮肿，下水。"这个热毒，当为阴虚之热。

除此以外，麦冬还有降胃平肝的通降的作用。《神农本草经》说治心腹结气，伤中伤饱，胃络脉绝；《名医别录》说疗身重目黄，心下支满。张锡纯的解释是非常全面的："麦门冬入胃以养胃液，入脾以助脾散精于肺，引肺气清肃下行，统调水道以归膀胱……升降濡润之中，兼具开通之力。"《金匮要略》的麦门冬汤治"大逆上气，咽喉不利"，明确指出其作用是"止逆下气"。《伤寒论》竹叶石膏汤所治病症也有"气逆欲吐"，都体现了麦冬的降逆作用。张锡纯有加味麦门冬汤治疗倒经，其作用机制亦是降逆引血下行。

有一句话说"人的潜力是无限的"，那么中药呢？在你熟知的功效之外，不知还有多少作用是你不甚明了乃至闻所未闻的。

鳗鱼治肺结核

越州镜湖有赵长者家女，年十七八，染瘵疾累年不愈。女谓母曰："妾无由脱此疾，与妾新衣梳裹，仍将棺木盛我，送长流水中，令我清凉逍遥化去。"母曰："不可。"女曰："不依妾言，我即自尽，仍教传染家中不绝。"父母不奈何，乃依此语。有钱清江打渔赵十，于沙滩见棺木，乃开见一女子，遂扶棺木抱下船中，与饭并羹。女云："告你逐日与我此羹并饭。我得安后，家中报谢你。"后果获大安，赵十夫妇寻赵长者家，其家大惊喜，问女如何得命？女曰："赵十日日煮鳗羹供我食，食觉内热之病皆无矣。"今医所用鳗煎，乃此意也。

——何时希《历代无名医家验案》引《名医录》

宋代志怪小说《稽神录》有两条鳗鱼疗瘵的故事，内容大同小异，其中一篇与何时希所述内容颇为相似，只是文字更简洁。虽然内容都差不多，但我更喜欢另一篇，确切地说是喜欢它的结局——获救之女最后嫁给了渔人为妻，一则医案瞬间就变成了一个结局圆满的爱情故事。我女儿要是看到了，肯定会补上外国童话里那句千篇一律的结尾：从此他们过上了幸福的生活。这两则医案，都被收在了《名医类案》里；而李时珍在解释鳗鲡鱼时转引的也是"每以鳗鲡食之，遂愈，因为渔人之妻"这则，看来我们都是完美主义者，不知道李时珍是不是处女座的。

鳗鱼，鳗鲡也，《名医别录》说"杀诸虫"，《本草经疏》说"甘寒而善能杀虫，故骨蒸劳热，大有益也"，《珍珠囊补遗药性赋》说"退劳热骨蒸"。骨蒸、劳瘵等都是肺结核的中医古病名。

关于鳗鱼治疗结核有奇效，何时希先生在文后的自按中的一段话印证其真实性、可重复性。他说："我亲眼见一疗效，中医研究院同事韦文贵，他是眼科名医，一日，指其子说：'这个孩子是鳗鲡救活的。'韦老中年在杭州行医时，此子方幼，患劳瘵已骨瘦如柴，耸肩尖颏，恹恹一息了。无奈送至他的家乡东阳去待毙。农村有鳗鲡治疗的传说（钱清江和东阳都在浙江，看来鳗鱼疗瘵的经验在浙江民间广泛流传，东阳也不仅仅有童子尿煮鸡蛋），日日捉鳗供食，其病不到一年竟愈。我见时在读中学，是一个强壮型的青年，不信他是鬼域中逃出的。"

何时希先生还说："以后我又见到几则鳗鱼愈瘵的记载，容觅到后再补充。"看来是当时记了笔记，整理成书时又找不到了。

旧时认为劳瘵一类皆为穷人之病，患者都形销骨立营养不良。鳗鱼扶正补虚，清热除蒸，又能杀虫，正与病机契合，所以坚持服用，起死回生者往往有之。

猫爪草治淋巴结核

陆某，男，19岁，学生。住北京东城羊尾巴胡同。

1964年8月，由其兄介绍，同至医寓。自述准备高考期间，复习任务繁重，常昼夜兼读，不暇茶饭。后发现颈部及两腋下不适，有核样物，逐渐增大，活动。高考结束后，其核更大，且伴有低烧，适去就医。经医院检查，血沉加快，诊为急性淋巴结核。经注射青链霉素2周，低烧控制，但肿核不消，唯恐因体检而影响录取。

余详察后，遂告一方曰：猫爪草60g，水煎服，或作茶饮。如此三周后，其兄来报云：弟病已告愈。颈部肿大之淋巴结消失。

——王毓《偏方奇效闻见录》

猫爪草是治淋巴结核特别是颈部淋巴结核的专药，对其他部位的淋巴结炎亦有效。我一个朋友的女儿9岁，忽发腹痛，在多家医院做了各种检查，排除了阑尾炎、肠梗阻、肠套叠、卵巢扭转等各种急腹症，唯有一家小医院的B超提示疑似腹部淋巴结肿大，因此有可能是肠系膜淋巴结炎。患者远在北京，无法面诊，我考虑了一下，处方为当归芍药散重加猫爪草一味。服后，逐渐病除。

也有人将此药用于肿瘤的治疗，广东中医朱卓峰，凡是颈咽部的占位性疾病，无论何病，都要在对证方药中加入猫爪草 20g。

母猪粪治顽疮

1970年在北大荒一营宣传队时，有一队友患了砍头疮，数月不好。每日的青霉素打下去，该烂的地方还烂着。当地老乡看不下去，荐了一个偏方——嚼生黄豆。于是每天看他的嘴里像磨豆腐一样，白汁液一伸一缩的磨着。问什么味？答不出来。递一粒生豆子给我，嚼出腥涩来。如此磨了七天，疮不见好，常有各种音节的臭屁跟至各处，原本生豆子是胀气的。

又一老乡荐他一偏方：将老母猪屎焙干，拌背阴土，与鸡蛋清调匀后，外敷。此方一出，我们都坚信是当地老乡变着法儿地报复丢鸡、丢狗之仇，力劝他不可信。他先也踟蹰，后被那疮烂得心烦，就下了决心来治。

先是找来一弧形的碎瓦片，然后跟紧一只带着一窝小猪的老母猪，稍一有动静，便扑上前去接屎。每每只接了个尾声。三五次，看看够了，就在院子里架了两块砖，将那瓦片放好，作个锅的样子。然后胡扯些柴草，就烧了起来。现在想想，真是没有那霸道的臭气，能把五十米外熟睡的人熏醒了。醒了看他那张皇的样子，只能忍住不说。那臭现在想起来，实在该加个奇字。

猪屎焙干后，制成了一堆粉末，再去房后刮了些背阴土，打两个极为珍贵的鸡蛋。调匀后，那东西也真像是药膏一般的。

去卫生室要纱布却费了周折。那个天津女卫生员，对此举真是深恶痛绝。她不理解一个知识青年怎么会信这些"野狐禅"。放着那么多精致、洁净的好药不使，而去相信排泄物，猪的。认为这已不是卫生不卫生的问题了，是人生观的问题，是野蛮、原始。说到痛心处，她竟大哭起来。我那长疮的队友，先是听着，后看她哭了，便劝一句：屎已焙过，是消毒了的。再说我长疮还没哭，你就别哭了，只给些纱布就行。女卫生员止了哭，看着那疮也是束手无策，就拿出纱布给了。临了说句：只提供纱布，出问题不负责。队友站下想了想，说：好。

以后的宿舍里就常有一种怪味，让人一刻也不敢忘了那疮、那药膏。又不好太难为他，毕竟有病的人该同情才是。可以说是大家一起承受着这疮的治疗过程。

药是隔天换一次，不出六天，先是脓不流了，再后疮口封上了，再后来，新肉也长出来了。他那颗低了很长时间的头慢慢直起来了，再吹笛子时，已不像病中吟（他是队里吹笛子的）。

有人说不是这"药"的效果，原打了那么多青霉素，就该好了。有人说青霉素已打了月余，怎么一敷屎，病就好了。他不置可否，反正是更起劲地追寻老母猪，起劲地焙药，调药。

后来我调去团宣传队，也遇一队友，腋窝长疮，总不见好。向他荐这偏方，他宁死不愿就范。后回北京住院动手术，也好了，只落下个架胳膊走路的毛病。实在不是人人都能接受这偏方的，我也并未拿此事太当真。

直至昨天，闲翻唐《新修本草》兽禽部卷第十五，有猪屎条目说得好：主寒热，黄疸，湿痹。下又有小字书：其屎汁，极疗温毒。着了，原不是凭空造出，实在是先时就有了的。

世间万物都有其用。想想他当初拿着瓦片在猪后追随的样子，心内实在地生出些敬佩来。

——邹静之博客

这是十几年前，我在邹静之先生的博客上看到的一篇随笔。邹静之是非常著名的作家，诗歌、散文、小说无所不写，且都很优秀，特别是他编的电视剧为人们所熟知，比如《铁齿铜牙纪晓岚》系列、《康熙微服私访记》系列、《五月槐花香》等。这是一篇随笔，属于非虚构作品，所以它的真实性不必怀疑。因为写得有趣，且与我的医学专业有关，我就保存了下来。没想到，几年以后，我无意中看了收藏家马未都先生的一期节目，惊叹世间竟然有如此巧合的事情。

节目中马先生给我们讲了这样一个事故："我在农村的时候，有个知青头上长疮，长了疮以后头上流黄汤子，每天大量服用抗生素、四环素、土霉素之类的药物，还去医院打针，打青霉素，依然不好。后来，他一老乡来了，连医生都不是，说他这病能治，让他到猪圈里舀勺大粪，焙干了糊脑袋上就好。人人都说这不是胡扯吗？但那知青有病乱投医，他就这么做了。我记得特清楚，他舀了一勺子猪粪在大瓦片上焙，拿火焙干，自个儿在家里休病假焙猪粪。然后把焙干的猪粪拿水调了，'呼'地就糊脑袋上了。三天以后，脑袋好了，长新肉了。很多年以后，偶然读《本草纲目》，我才知道，敢情这《本草纲目》上好多中药跟草无关，不是所有的药都是草药。这个猪屎呢，在《本草纲目》上有一名字，叫猪零。说它性甘，能解大毒。《本草纲目》上就有这一药方，说十年恶疮，且治不好的那种恶疮，母猪粪烧存性，敷之。"

邹静之和马未都的队友生的都是差不多的病，不约而同地用了一张大同小异的偏方，只是用法稍异，马先生队友的方法更简捷直接，还省两个鸡蛋；患者在用了这个初听上去不免令人匪夷所思的偏方后，都很快神奇地康复了；后来，他们都无意中在不同的本草书籍上找到了母猪粪治病的依据，这才冰释了多年来对此事的半信半疑。

重庆名医陈源生先生曾长期在农村行医，喜用简便廉验的办法为穷苦的农民治病。他把母猪粪放瓷瓶或瓦瓶内，以糠头火煅制，退火气后研末，用以治臁疮，就是俗称的"老烂腿"。

母猪粪清热解毒、除湿敛疮、去腐生新，我觉得对顽固性湿疹应该有效，没准儿效果还出乎意料呢！疮面有渗出的干撒在上面，干燥的可以麻油调涂于患处。久被此病困扰屡治不愈者，不妨拿出勇气来试试。

其实猪身上从头到脚从里到外都是药。比如医圣张仲景在《伤寒杂病论》里就用到了猪皮、猪膏，不计其数的民间

母猪粪治顽疮

验方中用到了猪心、猪胆、猪脬、猪蹄甲等。猪在十二地支中对应亥，亥为北方属水，其性寒，所以猪入药者，包括本案的母猪粪在内，绝大部分都是有清热解毒功能的，因此，民间认为猪头肉性寒伤身，不可多食。

几千年的中华医学史，其实是一部民间医学、民间验方的发展史，像《小品方》《肘后方》《串雅内外编》那样收入书中的偏方验方，只是一小部分，我相信大部分都散落民间，或口耳相传。如今时过境迁，大片大片的村庄逐渐消失，人们纷纷涌向城市。城市里没有灶心土，没有蚯蚓泥，没有鲜草鲜药，也没有瓦片，没有柴草，更没有地方让你生火去焙这样那样的中药，即使有人提供、有人相信并且愿意尝试偏方，很多也都因为制备条件不足，而不得不放弃，如此下去，年深日久，很多有效的验方，慢慢都烟消云散在时空中了。那些有幸留在书中的，因为缺乏亲眼见证而产生的信任，恐怕也只能安静地躺在渐渐泛黄的册页中了。

最后顺便说一下邹静之先生在文章开始说的老乡荐的嚼生黄豆治疮的办法，很有可能不是内服，而是嚼好后外敷于患处。

南瓜蒂治习惯性流产

　　我对习惯性流产之治疗，首重补脾气、温肾阳，再用养血、滋阴、调气、柔肝之法随证治之。药物重用炙黄芪、菟丝子、川续断、杜仲、白术一类。并当用老南瓜蒂入药，取其温肾补气、壮胎元之力最著。每遇此证，常用老南瓜蒂30～60g，煎水代茶，予患者临产前几个月服之。可嘱病家事先收蓄，每治一个病人，常需数斤之多。曾治一30余岁的王姓妇女，结婚10余年，已堕4胎，屡服补肾养血之品，往往至五六个月时而胎堕。适孕第5胎时延余诊治，其脉细软而尺迟，舌淡苔白燥。予炙黄芪30g，菟丝子、炒杜仲各20g，生地黄炭15g，白术8g，南瓜蒂60g，嘱自第3个月开始，每月服6剂，服至第7个月时停药，即用老南瓜蒂30g，每日煎水代茶，足月生一男婴。

——吴子腾《长江医话》

　　本书所收的验案均为独味建功，此案似乎与此不符。之所以选取这个医案主要有两个原因，首先确实是不愿这样好的有推广价值的经验被湮灭。明明一番辨证下来就是个虚证滑胎、冲任不固，却无论怎么补都徒劳无功，到后来一个毫不起眼的南瓜蒂就这样令人难以置信地把问题解决了。另外此案中的几味中药恐怕不过就是壮壮门面而已，或者干脆就是为了取信于患者不得不罗列几味老生常谈的安胎草药，这几味药根本就乏善可陈。而且文章中特别提到，该患结婚10余年，已堕4胎，屡用补肾养血之品，从无一效，这几味想必前医已经不止一次地用过了，唯独这个南瓜蒂异于其他，令人眼前一亮。还有，作者说每遇此证，常用南瓜蒂煎水代茶。也就是说遇到这种病，往往是不用其他中药的，只用南瓜蒂一味取胜。

　　俗话说瓜熟蒂落，绝大多数瓜类皆是如此，即便不熟一旦脱离瓜秧或者瓜秧枯死，瓜果自然也脱落下来，在我的印象里唯独南瓜除外，瓜蒂像焊在南瓜上一样，不用力是敲不下来的，不论多大的南瓜，提着瓜蒂就可以走——只要你提得动。蒂之于南瓜，如脐带之于胎儿，固此亦可固彼。造物神妙如此，叹为观止！

牛板筋治风湿性关节炎

张某，女，30岁，唐山市宿户庄人。因产后洗澡而致关节肿痛，四肢消瘦，每遇阴天或寒冷尤重，已历3年。服牛筋散（将牛板筋切碎，用火焙焦，研为细末。每日晚上服3g，病情重的可服10g，温黄酒送下。服后，盖被取汗）3个月，关节肿痛除，痊愈。

——李彬之《中医灵验方》

《中医灵验方》由科学普及出版社出版于1991年，来源是1958年河北省卫生厅开展群众献方运动，从众多著名老中医的经验方、祖传秘方和在民间流传的行之有效的20余万单方中经初步整理后在内部出版的验方集《十万金方》。在本书最后附录的《痹证验方选释》部分，每方之后附有简短验案若干则，本案即出于其中。

《本草从新》说牛板筋："补肝强筋，益气力，续绝伤。"用牛板筋治风湿性关节炎，这是典型的以筋治筋，与吴仪洛的解释也颇为吻合。我在中药材市场网站上，的确看到有人销售牛板筋，价格在每公斤500元以上。此前只知道牛板筋是一味烧烤和火锅常用食材，现在看来的确是有人采用其入药的，有需求才有市场。不知道购买此药的医者有多少是为治疗风湿性关节炎，也不知道牛板筋还对其他哪些疾病有疗效。

牛奶治麻疹

余在农村工作时，一日，有一乡女干部急来求诊。述其2个小孩同时发热，相继出疹。其中女孩，因哭闹不休，虑其饥饿，忙乱中将冷牛奶喂于小女。又恐小孩吃冷牛奶有碍病情，因而急来求诊。既至，见男孩，昏睡朦胧，身热灼手，疹出青紫，气喘鼻煽，脉如雀啄。女孩反熟睡息平，身虽热但不灼手，疹出疏密均匀而红润，脉数，腹平软无所苦。遂循常法拟"麻杏石甘汤"加味予男孩；女孩证属顺候，不必服药，嘱病家注意病情变化，再做处置。次晨经至察看，得知女孩夜间大便1次，精神尚好，并吃饼干数块。是谓泄下秽浊，热毒已出，故热退神清，不必虑其变化。男孩仍身热嗜睡，息促而咳，口渴喜饮，大便燥结，乃肺热仍炽，且伤津便燥。有女孩为例，何不亦予冷牛奶饮之，或可达清热保津之效。遂嘱其母，将牛奶倍水，煮开待冷，时时予之。当晚，解秽浊便1次，次晨进食少许，亦热退神清。

初次冷牛奶并非为治，却歪打正着，竟获意外之效。细思其理，偶然之中，寓于必然。考《中国医学大辞典》："牛乳汁，性味甘，微寒，无毒，功能养心肺，润大肠，治风热毒气。"又《本草拾遗》："黄牛乳，生服利人，下热气，冷补，润肌止渴。"综上可知，牛乳系甘寒生津、清热解毒之品，冷服则更助其功。故吴鞠通《温病条辨》立牛乳饮方，治秋燥伤胃，取其甘寒滋润，以津血养津血，以此推论，温热病中，伤津便燥者，可用之，且价廉易得，诚为佳品。

——刘达瑞《黄河医话》

文末已说得很清楚，牛奶甘寒，清热解毒，润肺通便，服后便通热去，热随便解，故可治疗燥热伤津之麻疹。

唐代大诗人刘禹锡缉有《传信方》一部，收集有50余首验方，其中有牛乳煎荜茇一方，治虚冷久痢，并注云"累试于虚冷者必效"。唐代李冗《独异志》中有一则医案，可与此论互参：唐太宗患气痢，吃了很多药，久治不效。于是下诏民间，恰好有个名叫张宝藏的小吏也曾患此病，就是用牛奶煎荜茇治好的，如实把这个方子写好，呈了上去，皇上服了这个方子，不久就好了。并授其三品文官——鸿胪寺卿，这是中国历史上因医得官最高者，张宝藏因此一方一事在医史留名。

麻疹案中，病孩服冷牛奶，便通热退病愈，而牛奶煎荜茇则治虚冷久痢，一寒一温则变得寒温相宜，只在微妙变化之间。

也有人将牛奶用于治疗口腔溃疡、胃病、多种皮肤病，结合上案，似乎可以看出，牛奶治疗黏膜、皮肤疾病有一定的疗效，所以在美容方面所使用的牛奶浴及中药面膜用牛奶调涂，还是有道理的。

牛肉可回乳

乡人妇某，授乳期间，因吃牛肉而乳汁顿断。牛肉能回乳，余所未知，此民间常食之品，文献必有记载，余识浅陋，未及见耳。

矿山设计院产妇朱某，因乳少无以哺婴儿，余以下乳天浆饮投之，乳汁涌溢。婴儿盈岁，将断奶，又以乳汁太多为苦，余教以黄牛肉120g，麦芽30g，炖服，乳汁顿回。

——胡天雄《中国百年百名中医临床家：胡天雄》

先说说麦芽。关于麦芽回乳，几乎是无人不知，但也并不是百发百中。我在后来的阅读中看到不止一人提出，麦芽要现炒现煮才效佳，如在《黄河医话》中陈家骅和李历城均执此说，李历城强调麦芽除了现炒，还要量大。这个方法我验证过，生麦芽炒熟即煮，疗效的确较高。

牛肉能回乳，观胡天雄先生文之前，闻所未闻。看胡先生的例子，黄牛肉120g，麦芽量不大只用了30g，似乎可以说明牛肉确有回乳之功。陕西中医王幸福先生说，他看了胡先生的文章后，以大量炒麦芽和牛肉一起用于回乳，"得心应手，百无一失"。

胡天雄先生推断，牛肉能回乳"文献必有记载"，我觉得记载虽然未必有，但回族或其他穆斯林及蒙古族朋友，特别是他们的民族医生，对此应该有些可信的经验或了解，希望有机会向他们请教吧。

蒲公英治肝胆病

解放前农村极端贫困，农民往往"贫、病相连"。记得有一年我去乡里出诊时，一病家邀我顺便一诊。患者是中年妇女，病由黄疸后变成黑疸，面目青褐色，胸满腹胀，大便顽固秘结。邻人悄悄说：黄病变成臌胀，怕是不治之症了吧！患者呻吟病床已年余，因长期负担医药费用，家中已典卖一空，寡妇孤儿，情殊堪怜。故给予免费诊治，并送了几剂药，稍稍好转。乃教给她十多岁的儿子，自挖蒲公英（当地农民叫奶汁草），每天大量（三四两或更多）煮汤喝，喝了一个多月，不花分文，竟把这迁延了一年零七个月的慢性肝胆病治愈了。

这对我触动很大。

蒲公英过去我也常用，而这次鲜草大量单独用，未料竟有如此的威力。可见生草药单方对症使用，其力专，其效确。这就增加了我对中药的用法、剂量与疗效关系的新认识：使用单味药，剂量应增加，而复方则不然。根据我的经验，复方成人每日一帖药的总重量二三两已经足够了。

——叶橘泉《名老中医之路》

这是我国著名的中医药学家叶橘泉先生的医案。黑疸、臌胀，这恐怕就不是肝炎那么简单了，可能已经发展到肝硬化或是肝胆癌之类。即便是现在，动用中西医的所有资源，仍然是难治之病，当时在不得已的情况下，只靠一味蒲公英就在短短的一个多月之内意外地治好了，连叶橘泉先生本人都感到吃惊。

无论是多么贫瘠、荒凉的土地，即使无法种植庄稼，却能天然地生长蓬勃的草药，比如内蒙、宁夏一带的甘草，比如生长在沙漠里的肉苁蓉。在东北最常见的草药大概非蒲公英莫属了，田地边、山坡上、林荫下、屋檐底、小路旁到处都有蒲公英那一点都不伟岸但却无比顽强的身影。这个东北老百姓呼为"婆婆丁"的最常食用的野菜，入药后的功效极多且疗效惊人，在民间也常常被用于各种肝炎的治疗。

我的一位直肠癌患者，他的邻居一家子都是慢性乙型肝炎患者，不知在哪里听说，常食蒲公英可治肝炎，于是在家里的阳台上分多层种植了满满的蒲公英，循环食用，不断栽种。这东西长得也快，竟能供得上一家人每日花样翻新的蒲公英大餐。大概用了一年多时间，全家人的肝炎都先后得以治愈了。这是一个相当令人惊奇的慢性疑难病自我治疗成功的医案，归功于民间验方强大而神奇的功效。后来他们把这个办法介绍给许多肝炎患者，很多人通过不懈的坚持，都把自己的肝炎治好了。所以当病友向他介绍生食龙爪有人治愈了直肠癌的时候，他深信不疑地接受了，即刻命儿子去花卉市场买了好几盆龙爪就摆在他的卧室里，每日像吃水果一样嚼上几块，间断地服用中药。时至今日，又活了四年多了，他住院时同病室的病友，全部都先后挂在墙上了，据他说除了他自己，最长的活了一年零六个月。

我也把每日进食鲜蒲公英治疗肝炎的办法，照猫画虎地介绍给一些人，但能坚持下来的寥寥无几。很多事情都是这样，特别简单，难就难在"坚持"二字上。蒲公英属药食两用而偏于食之物，李时珍在《本草纲目》中把它列在了菜部，而不是草部，故其性味平和，但可能因其毕竟偏凉的缘故，有些人吃了之后，会发生腹泻。如果能坚持，这个副作用是完全可以用其他办法解决的。

　　许公岩先生亦为善用蒲公英之人，其谓蒲公英能"除血中湿热"。著名血液病专家孙一民教授治疗血液病以善重用中药鲜品出名，治愈了许多当今血液系统之疑难病症。他的著名验方"四鲜汤"：鲜蒲公英、鲜小蓟、鲜白茅根、鲜生地。其中鲜蒲公英、鲜小蓟常用至500g之重。

　　在《中药学》教材里，蒲公英被列为清热解毒药，但这并不是说它久用就一定会伤阳伤胃，因为《本草纲目》里明确地说它能下乳通经，补肝肾，乌须发，能攻能补。

蒲黄治舌肿

许叔微《本事方》云：有士人妻舌忽胀满口，
不能出声。一老叟教以蒲黄频掺，比晓乃愈。又
《芝隐方》云：宋度宗欲赏花，一夜忽舌肿满口。
蔡御医用蒲黄、干姜末等分，干搽而愈。

——李时珍《本草纲目》

以上两案，李时珍自已的评论是蒲黄凉血活血可证，又因舌为心之外候，手厥阴相火乃心之臣使，所以配干姜是阴阳相济。

宋人笔记《泊宅编》中也载有与《本事方》中极为相近的医案，所不同者患者是"士人"而不是"士人妻"。《千金要方》说蒲黄治"重舌（舌肿的一种）生疮，蒲黄末敷之，不过三上，瘥"。何时希先生在《历代无名医家验案》中把这些说得很清楚，蒲黄治舌肿，有渊源，有案例。

现代中医李凤翔先生也有类似医案且说的更为详细："张某，男，12岁。舌头肿大7天。五六天前突然舌肿，吃饭、说话较前大不相同，赴县医院治疗，医生说是炎症，用药2天，不但不减，反而严重至不能吃饭、不能说话、舌胀满口的程度，一点不能转动，有不可容纳之势。诊查：舌色不

变，似肿非肿，不痛不热，自感舌胀压迫不适，饥饿甚急而不能吃东西。脉沉迟而涩滞，并无火象。此乃水与血结而滞不行，导致舌体胀大，治当化瘀行水。生蒲黄、生干姜各等分，共为细面，不拘时间以干面撒搽。半天见消，2天痊愈。"（李凤翔《李凤翔疑难病治验录》）从此案的脉象看有寒象，以此推测关于舌肿的病例大概是有热象的只用生蒲黄即可，有寒象（至少是无热象）的则蒲黄与干姜同用。

也有人报道用与此相似的办法治疗宫颈肥大，还有在内服方药中加入蒲黄治疗前列腺肥大，这让人想到少腹逐瘀汤中的蒲黄大概起到了类似的作用。蒲黄似乎对器官的肥大有独特的功效，或许不需要非要见到明显的瘀血症状。这让我首先想到了临床中比较难缠的腺样体肥大，可以采用蒲黄吹喉的办法进行治疗，再与内服药配合，疗效提高值得期待。

蜣螂治呕粪

镇江府徐守臣之母，年逾六旬，忽患粪从口中呕出，诸医不效。请薛一瓢诊视，曰："熟思此病不特胃气上逆，并且必大肠传导失司，现在却无的对之方，急切不能施治，容缓数日再当造署。"归而翻诸所藏，并无有此一症，而又无此一方。一日，遇一虎撑先生，问以有无治法？云："有吾师能治之。"薛问令师安住？云住南郊。遂往见老翁。翁以药末十服授之。问是何名？曰："一味通幽散，乃蜣螂虫也。"归而往诊之，先以五服治之而病愈，不一月又发，更与五服，乃断其根。

——《历代无名医家验案》引《薛一瓢医案》

先说此案，粪从口出，一定是肠与胃共同逆蠕动造成的结果。这种病证比较罕见，它与单纯的胃气上逆所导致的呃逆、呕吐是不一样的，因此旋覆代赭汤、丁香柿蒂汤这些降胃止逆的方剂恐难奏效，所以薛雪当时并没有草率疏方，而是如实告诉病家，一时无方，回去思考，择日再诊。于是回去一通翻书，可惜既不见此证，又无对应之方，终无果。

这一天，薛雪遇一走方的游医（手摇虎撑），于是向其讨教眼下他遇到的呕粪疑案。真是无巧不成书，这个郎中说，虽然我不会，但我师父会。薛雪迫不及待：快领我找你师父去。我估计薛雪是在这个老翁那里买了十贴药末，委婉地问这叫什么药，老翁说这叫一味通幽散，他似乎看透了薛雪的心思——你想知道的是药的成分吧？如实相告：就是一味蜣螂虫。虽然讨到了药，但在施治的时候，薛雪很保守地给了一半的药，五副，但患者愈后一月又复发，予剩余五剂药，彻底除根。

蜣螂，又叫推车虫、大将军，俗名屎壳郎，功效：解毒、破瘀、定惊、通便。这家伙就是玩粪的专家，据说蜣螂倒着推粪球都能走直线，其理顺粪之逆行也就不足为奇了。这就是中医用药常采取的一种方法——医者意也。

再说薛雪其人，字生白，自号一瓢，工诗文，善书画，精于医。他与叶天士齐名，其性情孤傲，对叶天士颇瞧不上眼，将居所名为扫叶山庄。就是这样一个人，却对一个游医不耻下问，偏巧还真问对了，他所遇到的疑难病也因此迎刃而解，而且他还把这件事郑重地记载下来。看来薛雪并非真的目空一切，面对难于决断的疑难病，没有贸然处方，而是仔细翻阅文献、积极思考，并能向人请教，他秉持着一个学人应有的"知之为知之，不知为不知"的严谨治学态度。

当然呕粪一症，绝非只有蜣螂一味可治，来看一则当代医案："何某，女，52岁。1988年2月26日诊。腹痛、呕吐五天，西医诊断为粘连性肠梗阻。刻诊：脉细，舌苔干燥无津，时呕吐痰涎，夹粪汁，臭秽不堪，病人恶寒蜷卧，痛不欲生，腹中鼓动作响、疼痛，按之柔软，一周未大便，已服过枳、朴、大黄、半夏等降逆通下药，无效。且遇药则呕。辨证分析：王太仆云：'食入反出，是无火也。'此乃命门真火，命火一衰，犹釜底无薪，釜中之物不能腐化，胃气不下行，少阴寒邪随冲气上逆，与肠中糟粕相结，鼓动作响，饮食难下，频吐致津亏舌干燥，脉细，气有升无降，火不足，一身阳气不足，恶寒蜷卧。治则：益火降逆，通便止呕。处方：熟地20g，山茱萸、牛膝、茯苓、麦冬各10g，白芥子、泽泻、炮姜、附片各6g，肉桂4g（为末冲），半夏12g。水煎服，频饮，一日数次。1剂呕止，3剂后腹痛消失，大便通畅（解脓血样稀便两次后即无）。嘱再服3剂，巩固疗效。后随访，无复发。"（王培扶《四川中医》1988年第9期）

此案也很精彩，作者没有因为见到西医诊断是肠梗阻或是主症呕吐就陷入思维定式，去导滞通便或降逆止呕，而是仔细辨证之后得出结论：釜底无薪、命门火衰，选方金匮肾气丸化裁。大便一周未通呕吐不止而用补法，绝非一般俗手所能为也。因为辨证准确用药恰当，且服法适宜，所以效如桴鼓，一剂知，三剂已。

荞麦面治肝病浮肿

一天，老伴儿突然问道："荞面能消浮肿吗？"因相识之一老妇患浮肿病，吃荞面而肿消，故怪而问之。我当时不得其解，怀疑该老妇必有其他愈病原因，吃荞面是其巧合，未尝介意。

过了几天，偶与老妇遇，忽忆起"荞面消浮肿"事，便与之闲聊起来。她说："患肝病已3年，曾住院2次，诊为慢性肝炎转初期肝硬变，经多方治疗，总不见好。从此便失去信心。近2月来，未再服药，听之任之。病情除原有肝区痛、食欲不振、困倦无力、夜卧失眠等症外，又增全身浮肿、小便不畅、腹胀大、内心烧、上气喘逆。自谓死期将临，卧床以待。不意家人购粮时，买回荞面一袋，喜而食之，十余日后，胃口渐开，小便通畅，浮肿全消，瞌睡增多，四肢亦觉有力，肝部硬块，扪之亦较柔软，此大概由于内部有热，荞面性凉，能清内火的缘故吧。前以白面为食，毫无食欲，勉强吃点儿，即觉胃部不舒，恶心欲吐；自食荞面以来，每顿都吃得香，食后亦甚舒适，现在各方面都觉得很好。日前去医院检查，结果谓一切正常。"

——李子质《黄河医话》

本案的浮肿，只是患者肝硬化诸多症状中的一个而已，长期食用荞麦面的结果，不但是浮肿消了，而且其他症状也好转或消失，更重要的是检查结果一切正常。荞麦面"实肠胃，益气力，续精神"而扶正，兼以清解肝之郁热，肝之疏泄功能复常，三焦通畅，水肿自消。因而荞麦面可扭转某些中早期的肝硬化？惜验案不多，有待进一步验证！

荞麦面治泄泻

　　杨起云：余壮年患肚腹微微作痛，痛则泻，泻亦不多，日夜数行，而瘦怯尤甚。用消食化气药，俱不效。一僧授方，用荞麦面一味作饭，连食三四次即愈。

　　　　　　　　　　——魏之琇《续名医类案》

　　荞麦面甘寒，故能清热，民间常用其治疗肝胆之热或肠胃之热。李时珍说："荞麦最降气宽肠，故能炼肠胃滓滞，而治浊带泄痢腹痛上气之疾，气盛有湿热者宜之。若脾胃虚寒人食之，则大脱元气而落须眉，非所宜矣。"《本草纲目》也引了这则医案，李时珍在案后说："此可征其炼积滞之功矣。"也就是说，此案虽是久泻，且患者已瘦弱不堪，但标虚本实，故不能纯行补法，用荞麦面还是通多于补，荡除肠中湿热积滞而泻愈。荞麦面治泻，但不是止泻，而是去除了致泻之因。以此看来，荞麦面应该是不止治泄泻，对湿热所致的便秘亦应有效，异病同治也。

　　现代人三高、湿热肥胖的人群很大，一个个大腹便便，湿热积滞者尤多，荞麦祛湿热积滞而通肠胃，常以之为食，是个不错的选择。

　　就像上案一样，荞麦面并非实证才可用，虚证有热亦可酌情用之。毕竟是谷物，祛邪的同时必有扶正之功。我家一亲属，女，60余岁，患慢性乙肝，极瘦弱。常常在春天病重，低热、乏力、呕恶纳差、大便不实、口苦口干、舌红。我以小剂量补中益气汤治之疗效较好，待症状改善后，嘱其常食荞麦面2～3月。疗效得以保持，且病体慢慢好转。

青苔治过敏

有人患身及头面生毒，浮肿如蛇状，用雨湿砖上青苔一钱，水调涂之，立应。

——朱晓鸣《〈奇症汇〉释疑》

此案文字极少，但很有趣。浮肿如蛇状，这一形象的描述，一下子就会让人想到那种弯曲而长的荨麻疹形。人接触过敏原，发生过敏反应，可以认为是中"毒"，解除变态反应的种种治疗手段，都可理解为解毒。如果我们的理解没有错误，那就是说青苔外敷可治荨麻疹。编者在"释疑"部分也说："近人有用青苔塞鼻治疗过敏性鼻炎有效的报道，说明青苔对过敏性疾病有效。"

朱翠云用青苔蒸汽疗法治疗慢性荨麻疹21例，均愈。典型病例：杨某，女，25岁，2004年4月21日诊。皮肤瘙痒，烦躁不安，双臂内侧起红色风团，灼热，口渴，脉数，舌苔黄，有数年反复发作病史，当即肌注苯海拉明，口服扑尔敏，静滴葡萄糖酸钙、维生素C，效果不显著。第2天风团遍及全身，两眼睑轻度水肿，心肺听诊无异常，血常规正常，胸透双肺正常，全身状况较好，用青苔蒸汽疗法3天，痒停，全身风团消失，至今未复发。(《实用中医药杂志》

2008 年第 6 期）所谓蒸汽疗法：即取 1kg 青苔加水 5L 煮 30 分钟过滤后，趁热先熏后洗之法。朱氏此法所治皆为风热型慢性荨麻疹，这与民间常用青苔治烧烫伤之理颇为相近，亦不难理解。

在《本草纲目》中，记有很多种青苔，名字各有不同，功效也不一样。清代诗人袁枚有诗《苔》："白日不到处，青春恰自来，苔花如米小，也学牡丹开。"其赞美青苔生命力顽强的同时，也注意到了它易被人忽视的花开。青苔还有它的伟大和高贵之处，那就是和许多名贵中药一样，可以治病救人。当然，青苔的作用，也远不止上述这些。

人参治癫狂

妇科郑青山，因治病不顺，沉思辄夜，兼受他医讽言，心中怀愤。天明病者霍然，愤喜交集。

病家设酌酬之，而讽者已遁，愤无从泄，忽然大叫发狂。同道诸名家治之罔效。一日，目科王道来往候，索已服未服等方视之，一并毁弃，曰：此神不守舍之虚证，岂豁痰理气清火药所能克效哉！遂令服上好人参二两，一味煎汤服之顿安，三啜而病如失。更与归脾汤调理而康。

——张璐《张氏医通》

《续名医类案》亦收载这一医案。文人相轻的毛病，于医者犹然。可能每个行业都是如此，否则何来"同行是冤家"之说呢，这句话除了指利益的争夺，也说明了同行之间往往在专业技能上彼此瞧不上眼。作为医者，如果确有陈修园或徐灵胎那样的学识，评评他人倒也罢了，实际上却是常常有庸医之昏昏斥明医之昭昭，也不知道底气来自哪里。

显然郑医生是具有职业精神和职业追求的，遇到了疑难患者，昼夜思考如何辨证治疗，得不到充足休息的同时又耗伤气血，恰在这时又遭同行的讥讽。好在患者第二天就好了，本想借病家设宴酬谢之机，以事实向他们证明自己的医术，奈何这帮不学无术的家伙早已不知去向。一腔愤怒和委屈无处宣泄，郑医生精神遽然失常发狂。

医生被医生气疯了！

狂证的常治之法往往是疏肝解郁、涤痰降火，从病史分析，郑医生也确有肝郁致怒发狂的可能，于是这些"同道诸名家"无不从实治之。慧眼识证者，却是个眼科的王医生，他断定此为神不守舍的虚证，根本不是常见的那些证型，前面的治法非旦是不对证，简直就是雪上加霜啊，犯"虚虚实实之戒"之医者大忌。由此案可明显看出，中医虽也分科，但中医核心"明理"却是相通的，且是一致的。敢用重剂人参治狂，也足见这个王医生有胆有识！

此案胜在明理，而不是人参有治狂之专能。

人参治看似实证实为虚证者，我还见一绝妙医案。《历代笔记医事别录》引清代戴连芬《鹂砭轩质言》：王树人之子在中元夜受惊吓，先发寒热，继而腹胀如鼓，庸医投攻剂，越治越重，两月后已病危。王树人在路上遇到了他的朋友兰其本，兰其本是个读书人，但也喜读医书，医理甚精，因不自炫而人无知者。了解了事情的原委，兰其本感叹此儿几为庸医所杀，愿姑且一试，活则是你们的福气，死则不要怨我。于是投人参五钱，少佐莱菔子。饮药不久即腹中鸣响，随即泻下红白如痰升许，腹平目开。王树人叩问何术如此神妙。兰其本说了一段非常形象生动的话："是有至理，岂庸者所能识哉，夫水泽腹坚，至春自解，无目者以攻剂投之，是犹以尺斧而伐大泽之冰，无怪人力穷而坚凝之气如故也。吾以人参温其中，而以莱菔子通其路，春风洋溢，严厉化于无形，此以书理参医理，天下无不奏之效矣！"后日投人参二钱，补足元气，不旬日此子嘻笑如初。

人头垢可治肿瘤

　　傅青主善医。其乡人王尧客都门，忽头痛，经多医不效，就诊于太医院某，按脉毕，命之曰："此一月症也，可速归家料理后事，迟无及矣。"王急治任旋里。会傅入都，遇诸途，问王归意，以疾告。曰："太医院某君，国手也，盍请治之？"王叹曰："仆之归，从其命也。"乃具告所言。傅骇曰："果尔，奈何？试为汝诊之。"按脉良久，叹曰："彼真国手也，其言不谬。"王泫然泣曰："诚如君言，真无生望矣。然君久着和缓名，乃不能生死人而肉白骨乎？"傅又沉思久之，谓曰："汝疾无生理，今思得一法，愈则不任功，不愈亦不任过，试之何如？"王大喜，求方。傅命归家，遍觅健少所用旧毡笠十余枚，煎浓汤，漉成膏，旦夕履之。王归家，如法治之，疾果愈。寻至都见傅，喜慰异常。更谒某，某见王至，瞿然曰："君犹无恙耶？"王具以傅所治之法告之。某叹曰："傅君神医，吾不及也。吾初诊汝疾，乃脑髓亏耗，按古方，唯生人脑可治，顾万不能致。今傅君以健少旧毡笠多枚代之，真神手，吾不及也。若非傅君，汝白骨寒矣，谓非为鄙人所误耶！医虽小道，攻之不精，是直以

人命为儿戏也，吾尚敢业此哉！"送王出，即乞
休，闭门谢客，绝口不谈医矣。

——徐珂《清稗类钞》

最早是什么时候读的傅清主这则医案，已经不记得了，反正是没有深究，大概是载于笔记杂著中，权当一个传奇故事读了，过后也就忘了。

翻阅《本草纲目》，在"幞头"条下看到一则医案："妇人因生产，阴阳易位，前阴出粪，名曰交肠病。取旧幞头烧灰，酒服。仍间服五苓散分利之。如无幞头，凡旧漆纱帽皆可代之。此皆取漆能行败血之义耳。"简单说来，幞头就是始于汉代的头巾，分了很多种，后来经过演变，乌纱帽也可以归属于幞头一类。所谓交肠，现在看来大约是阴道直肠瘘，可能是产伤造成的，但还有另外的可能，比如妇科或直肠肿瘤浸润导致的。如果是后者，旧幞头就有了抗肿瘤的作用，而其功显然在那头油及头垢上。

我忽然想起了傅青主的旧毡笠医案，旧毡笠和旧幞头都是在戴在头上的，久之内层都不可避免地浸透了头垢，因而它们的作用是相似的。而王尧头痛剧烈，寿命仅剩一月，脑肿瘤的可能最大。头垢有治疗肿瘤的功效？十有八九是这样的。梳、篦是梳头或清理头部卫生用的工具，用久了上面满布头垢，入药也称梳篦霜，李时珍称其治活虱入腹所病癥瘕及噎塞；解释头垢条说："疗噎疾，酸浆煎膏用之，立愈。又治劳复。"噎膈，不就现代所称的食管癌吗？还要说一下"劳复"，可以存在于外感病恢复期，也可以存在于肿瘤等疾病症状改善后，因劳作导致的复发或加重。

人头垢可治肿瘤

265

头垢如此，身垢是不是也有类似的作用呢？《奇症汇》卷八"走精黄"载："房劳黄病，体重不眠，眼赤如朱，心下块起若瘕，十死一生。宜烙舌下，灸心俞、关元二七壮，以妇人内衣烧灰，酒服二钱。"从描述看，极像是肝胆肿瘤，或是其他消化系统肿瘤转移或压迫肝胆。妇人内衣，这个就不用多说了吧！

不仅是人的身垢，某些动物的皮外油垢也有类似的功效。孙曼之先生即常用《伤寒论》的猪肤汤治癌症。猪肤一物，有人认为非猪皮，乃猪皮外之垢也。浙江名医董汉良先生专门撰文记下民间验方小牛脚底皮，云其可治妇女脚底痛，男子遗精、足痿等，特别是消化系统肿瘤的治疗，更为人们所重视。据说初生牛犊需在刚生下时割除胼底状脚皮，才能行走。生下来就有，却非割掉不可，而这东西对某些患者来说却是难得的妙药，这小牛的"先天之垢"莫非是药神送给人类的礼物？

三七止血活血定痛

止血案

本邑留坛庄高姓童子，年十四五岁，吐血甚剧，医治旬日无效，势甚危急。仓猝遣人询方，俾单用三七末一两，分三次服下，当日服完，其血立止。

化瘀案

邻村张马村雇一牧童，夏日牧牛田间，众牧童嬉戏，强屈其项背，纳头裤中，倒缚其手，戏名为看瓜。后经人救出，气息已断。为盘膝坐，捶其腰背，多时方苏，唯觉有物填塞胸膈，压其胸中大气，妨碍呼吸，剧时气息仍断，目翻身挺。此必因在裤中闷极之时，努挣不出，热血随努挣之气上溢而停于膈上也。俾单用三七细末三钱，开水送服，两次痊愈。

止痛案

乙丑孟夏末旬，愚寝室窗上糊纱一方以透空气，夜则以窗帘障之。一日寝时甚热，未下窗帘。愚睡正当窗，醒时觉凉风扑面袭入右腮，因睡时向左侧也。至午后右腮肿疼，知因风袭，急服西药阿斯匹林汗之。乃汗出已透，而肿疼依然。迟至翌晨，病又加剧，手按其处，连牙床亦肿甚，且觉心中发热。于斯连服清火、散风、活血、消肿之药数剂。心中热退，而肿疼仍不少减，手抚之肌肤甚热。遂用醋调大黄末屡敷其上，初似觉轻，迟半日仍无效，转觉其处畏凉。因以热水沃巾熨之，又见轻，乃屡熨之，继又无效。因思未受风之先，头面原觉发热，遽为凉风所袭，则凉热之气凝结不散。因其中凉热皆有，所以乍凉之与热相宜则觉轻，乍热之与凉相宜亦觉轻也。然气凝则血滞肿疼，久不愈必将化脓。遂用山甲、皂刺、乳香、没药、粉草、连翘诸药迎而治之。服两剂仍分毫无效。浸至其疼彻骨，夜不能眠。踌躇再四，恍悟三七外敷，善止金疮作疼，以其善化瘀血也，若内服之，亦当使瘀血之聚者速化而止疼。遂急取三七细末二钱服之，约数分钟其疼已见轻，逾一刻钟即疼愈强半矣。当日又服两次，至翌晨已不觉疼，肿亦见消。继又服两日，每日三次，其肿消无介蒂。

消坚通经

天津英租界胡氏妇，信水六月未通，心中发热胀闷。治以通经之药，数剂通下少许。自言少腹仍有发硬一块未消。其家适有三七若干，俾为末，日服四五钱许，分数次服下。约服尽三两，经水大下，其发硬之块亦消矣。审斯则凡人腹中有坚硬之血积，或妇人产后恶露未尽结为癥瘕者，皆可用三七徐消之也。

——张锡纯《医学衷中参西录》

别人的验案，都是一个一个的，张锡纯则不然，他的许多医案都是一串一串的。

三七又名金不换，顾名思义自非等闲之辈，最早的药物学著作《神农本草经》中没有三七，《本草纲目》说："此药近时始出，南人军中用为金疮要药，云有奇功。"所用多为止血。

三七是止血圣药，这早已广为人知，清末云南民间医生曲焕章以三七为主药创制了云南白药，成为金疮名药，至今已驰誉世界。

当代名医岳美中，发现冠心病多为气虚血瘀，以人参、三七组成"参七散"，用以防治冠心病，疗效着著。许多医生都在临床中使用，确有良效。孟景春教授曾特别撰文报道他以此方治愈的多个病例。此方虽只有两味药，但仍然是以三七为主药，取其活血化瘀同时又能止痛的功效。除了冠心病之外，还给许多2型糖尿病患者使用此验方，除了能不同程度控制糖尿病外，还有预防和延缓并发症的作用。

罗大伦说，三七最能止骨痛。关于三七治疗跌打损伤，他有家传方三七鸡骨汤，疗伤而定痛皆备。

张锡纯对三七研究颇多，他除了在其《医学衷中参西录》上编药物解中详论三七外，还在下编另著一文《论三七有殊异之功能》，详细记述了他对三七的认识及在临床中凭借独味三七治愈多个疑难重症，包括他自己在内的亲身验案。

所引第二例牧童案，是一例隐性血瘀，自是有慧眼方能识证，非才高识妙者不可为。

第四例闭经案，从其描述来看，似是现代医学所说的子宫肌瘤，仅用一味三七治愈，令人惊异。李可老中医治疗子宫肌瘤的验方中也有三七，不知是不是受了张锡纯的影响。

世间万物其妙无比，三七不仅苗似人参，而且还有补气之功。三七化瘀不伤正，止血不留瘀，确是一味难得的好药。

桑叶止汗

严州山寺有旦过僧，形体羸瘦，饮食甚少，夜卧，遍身出汗，迫旦衾衣皆湿透。如此二十年，无复可疗，唯待毙耳。监寺僧曰："吾有药绝验，为汝治之。"三日，宿疾顿愈，遂并以方授之，乃桑叶一味，乘露采摘，烘焙干为末，二钱，空腹温米饮调，或值桑落，用干者，但力不及新耳。按《本草》亦载桑叶止汗，其说可证。

——洪迈《夷坚志》

此处的《本草》指的是《神农本草经》，在桑白皮条下，其云桑叶"主除寒热出汗"。桑叶止汗在《神农本草经》中有明确记载，在当下的临床中也被一些中医广泛使用，但在汉唐的著作中几乎没有再见到这方面的内容，直至宋代，洪迈此文是《神农本草经》之后"桑叶止汗说"医案形式的最早呈现，后被收入《医说》《名医类案》等书中得以广泛传播。

名老中医魏龙骧先生阅此案后初并未深信，适遇一男患，每夜12时左右汗出如洗，枕被尽湿，夜夜如此，病已经年，多方医治不效。其夜尿时，必如冷风袭人，皮肤粟起，内则若有热流上冲，旋即头眩欲仆，摇摇不能自持。兼见口苦，声嘶、小便短赤等症，脉细微而数，舌质淡红。魏老详细辨证后处桂枝汤合滑石代赭汤。汤药之后，嘱患者每日吞干桑叶末三钱，米汤送服。三剂汗止，续服五剂基本痊愈。魏老认为是经方之效，而适有在侧之医友则言恐为桑叶之功。过了一段时间，又连遇夜汗患者数人，为穷桑叶止汗之究竟，不予他药，唯取桑叶一味。谁知无不应手取效。至此，桑叶止夜汗之功，确信不疑。

夜汗和盗汗还是有区别的，夜汗是夜晚出汗，未必皆睡；盗汗是眠后出汗，未必皆在夜晚。桑叶治夜汗，其实也治盗汗。如元代的《丹溪心法》就有"青桑第二叶，焙干为末，空心米饮调服，最止盗汗"的记录。清代的《本草撮要》亦云："桑叶……以之代茶，取经霜者，常服治盗汗。"

上海名医颜德馨先生也曾记载其利用桑叶治疗盗汗一案："乡妇王氏，年60，盗汗已2年余，询其别无所苦，饮食如常用，唯觉精神疲乏，始用益气固表，继用滋阴降火均无效，后以霜桑叶研末，米饮调服9g，早晚各服一次，半月已愈，终未复发。"

近代名医秦伯未先生亦喜用桑叶治疗头面汗出（俗称蒸笼头）。

需要特别说明的是，在温病学兴起之后，桑叶更主要的是被用作发散表邪，也就是说它有缓和的发汗作用，所以七版《中药学》教材将桑叶列于解表药的发散风热药。吴鞠通所创温病名方桑菊饮，轻清宣透，疏散在表之风热，也是要微微汗出而病解的，对于这种现象，赵绍琴先生解释说，伤寒发汗是目的，温病发汗是手段。既是手段，说明桑叶确能发汗。清人王秉衡之《重庆堂随笔》明确肯定了桑叶的这种既发汗又止汗的双向作用:"桑叶,虽治盗汗,而风温暑热服之,肺气清肃,即能汗解。"

其实不管是止汗还是发汗,都是甘寒之桑叶清肃肝肺、宣透郁热的结果。也就是说桑叶所止之汗,应是内有郁热之汗,内热得除,不再蒸迫津液,则汗自止,故桑叶止汗恐无阳虚、气虚者。

桑枝治臂痛

张杲尝病两臂痛，服诸药不效，一医教取桑枝
一小升，细切炒香，水三升煎取二升，一日服尽，
数剂愈。

——许叔微《本事方》

张杲为南宋著名医家、医史学家，家学渊源，有《医
说》传世。

俗话说医不自医，指的是中医给别人治病时，总是能根
据客观情况辨证论治，而轮到给自己或至亲的人下药时，则
往往思虑过多，瞻前顾后，畏首畏尾，反因过于谨慎而延误
病情，所以久而久之，医生得病，常常另延他人诊治。当
然，历史上自治而愈的事例也比比皆是，如果找不到一个医
术高超可以托付的人，还不如"自我了结"来得托底些。

桑枝是治痹痛的常用药物，药性温和，用起来应该不会
有太多顾虑。所以张杲治疗了很长时间，可能包括别人的
药，也包括他自己的药。"服诸药不效"是每个医生经常会
遇到的困境，解决的办法有两个：读书向古人学；求教向他
人学。于是又有个同行出了个方子，就是一味桑枝，平淡无
奇的药物或方子出乎意料治好疑难杂症的事，在历史上数不

胜数，这次，又在名医张杲的身上发生了。

宋代一小升是多少呢？不知道。读书至此，又无处查考，就比较让人郁闷了。不过从"水三升煎取二升"来看，量不会太大，煎煮的时间也不会太久。强调切细炒香，应该是炒完后即煮。要求"二升一日服尽"，这个汤液的日饮服量还是挺大的。

桑枝祛湿通络，不光治臂痛，用得好可治全身之痛。

温病大师赵绍琴先生，特别爱用桑枝治腰痛，常在湿邪阻络之腰痛中加入桑枝、丝瓜络这一对药，但赵先生的用量很轻，一般就 10g 左右。

罗英用桑枝葛根汤治疗神经根型颈椎病，桑枝重用至50g 以上。头煎内服，药渣翻煎外敷颈部，疗效较好。（《临床与实验医学杂志》2008 年第 8 期）

名医曹惕寅善重用桑枝治疗冠心病心绞痛，称取其通利之功，每用至 30g，取得了较好的疗效。曹先生独赏桑枝的"通利之功"，可谓说到了关键，真独具慧眼之人。稍识医者皆知的中医名言是：通则不痛。他又说治万病唯求一通，所以对于高血压等病的治疗亦喜用桑枝。

1959 年，郭沫若患了半身不遂，经人介绍找到了中国中医研究院研究员老中医郑卓人，据说郑老先生就是用复方桑枝酒，用三个月时间治好了郭沫若的中风后遗症。

《养疴漫笔》载："越州一学录，少年苦嗽，百药不效。或令用向南柔桑条一束，每条寸段，纳锅中，以水五碗煎至一碗，盛瓦器中，服一月而愈。"肺主一身之气，宣发肃降，肺气失常则咳喘，此亦桑枝通利之功也。

山菇娘治痰喘

　　老家邻居一老妇，年七十余，患慢阻肺多年，渐至病重心衰。移步则喘，走路稍远则喘甚。某年我回乡，老妇至我家求诊，从她家至我家顶多200米，后半程略有小坡，老妇体丰加之病深，进门后已喘得厉害，呼吸粗重，胸高起伏，喉中痰声漉漉，因憋喘唇面皆紫暗，扶门闭目足有三分钟，喘方渐平。大家都知道这时候才能和她说话，否则说啥她都是摆手难言。视其舌紫大苔白腻，持其脉滑而大至数不定。我也没什么高见，处以套方葶苈大枣泻肺汤合三子养亲汤化裁。后来听说服了一周，有效果，但也未继续服用。

　　过了三年，胞弟来我家，闲聊中我问及该老妇现健在否？弟云：岂止健在，身体胜似往昔，虽年已八旬，现在喘已极轻，还可以干些力所能及的农活。我大为惊讶，这么严重的慢阻肺，西医也就是在对症治疗，维持而已，难道遇到了什么中医高人？弟弟说她既没去住院也没找中医治疗，而是不知在哪弄来一个偏方，就是把山菇娘炒熟放在罐子里，一天吃两次，一次吃一匙，每年冬天都在服用，至今已连服三冬矣！

山菇娘，《神农本草经》称为酸浆，另有泡泡草、挂金灯、锦灯笼等美名。市场上卖的黄菇娘，成熟后极甜，也是酸浆的一种，但一般不入药。山菇娘者，果实红色，即便成熟后味道也是甜少苦多。所谓酸者，是指幼苗之味而言，酸浆是可以全草入药的，北方药店中常备的锦灯笼，是罩在果实外面的囊状花萼。本例所使用的，是红色的球形果实。

李时珍说："酸浆利湿除热，除热故清肺止咳，利湿故能化痰治疸。一人病虚乏咳嗽有痰，愚以此加入汤中用之，有效。"《神农本草经》说："（酸浆）主热烦满，定志益气，利水道，产难，吞其实立产。"从古人的论述结合本案可知，酸浆不但化痰祛浊，同时还能扶正补虚。

此老妇人患慢阻肺伴有心衰，能有这样惊人的好转，并且疗效还这样持久，说明心功能有了一定程度的改善，酸浆能在某种程度上纠正心衰？葶苈子泻肺利水平喘，药理实验证明，有强心作用，酸浆是不是也如此呢？葶苈子前面已经在复方中用过，疗效平平，而单味酸浆却一举扭转了这个局面，莫非功在葶苈子之上？

后来我将这一偏方告诉了三个咳喘患者，一人动则气喘，服汤剂一月后效不显，授以此方，坚持半月无效，放弃。两月后确诊肺癌，半年后离世。一确诊慢阻肺老妪，立冬后坚持服用三个月，反馈效果很明显。另一患慢阻肺及肺大疱七旬老翁，正在服用中，尚无消息。

去年冬天，我一患慢性气管炎的朋友，曾长期找我用中药汤剂治疗，最近已有数月未来，去电询问何故久未复诊，答：疫情期间就诊实在不便。近来服用一偏方：山菇娘与蜂蜜同蒸，早晚各服七粒，现已见较好疗效，常服的气管炎丸已减少服用。

看来此物熟食方好，可炒可蒸，我估计煮服也可以，李时珍不就是放在汤药中一起煮了吗！其不仅治疗慢阻肺，对于前期的气管炎，后期的肺心病皆有不同程度的疗效，有时疗效甚至是出乎意料的好。但须坚持长期服用，这是关键。

山萸肉治脱救急

一妊妇得霍乱证，吐泻约一昼夜，病稍退，胎忽滑下。觉神气顿散，心摇摇似不能支持，迎愚诊视。既至则病势大革，殓服在身，将舁诸床，病家欲竟不诊视。愚曰："一息犹存，即可挽回。"诊之脉若有若无，气息奄奄，呼之不应，取药无及。其东邻为愚表兄刘玉珍，家有购药二剂未服，亦系愚方，共有萸肉六钱，急拣出煎汤灌下，气息稍大，呼之能应。又购净萸肉、生山药各二两，煎汤一大碗，徐徐饮下，精神顿复。

沧州友人张寿田，曾治一少年，素患心疼，发时昼夜号呼。医者屡用药开通，致大便滑泄，虚气连连，汗出如洗，目睛上泛，心神惊悸，周身瞤动，须人手按，而心疼如故。延医数人，皆不疏方。寿田投以前方，将萸肉倍二两，连进两剂，诸病皆愈，心疼竟从此除根。

——张锡纯《医学衷中参西录》

张锡纯对单味药的研究在临床具有极高的应用价值，他常常大剂重用一味药物挽狂澜于既倒，起死回生于顷刻。

他认为山萸肉味酸性温，大能收敛元气，振作精神，固涩滑脱。与其他酸敛之药不同，山萸肉敛正气不敛邪气。所以大汗、大吐、大泻之后，正气极虚，元气欲脱，张锡纯常以一味大剂量的山萸肉敛正固脱，往往快速脱险。

已故名医李可先生颇为赞同张锡纯之论，所以他创制的验方——破格救心汤中，也大剂量使用了山萸肉。

现代中医在临床中难遇因滑脱而致垂危之患者，但汗泄不止者并不少见，特别是更年期汗出不止者，我常于辨证方中加入山萸肉 30g 以上，成为了一种使用习惯。

生半夏治妊娠剧吐

生半夏用于妊娠剧吐有卓效，而且并不碍胎。我家乡县医院有一位年轻的西医外科大夫，其妻妊娠剧吐，吃食吐食，饮水吐水，经多方治疗仍不止，一筹莫展，已数日矣，看到我的一篇题作《半夏小识》的文章，遂用生半夏10粒，打碎，加灶心黄土60g，浓煎与服，结果药未尽剂，呕吐立止。如今他的孩子已经上大学了。

1993年春夏，我在马来西亚色半兰州泰安堂坐堂，有位妇女叫山色拉的，28岁，妊娠二月余，恶心呕吐，食不下，食后腹胀，左胁痛，脉动弱滑，舌淡，我用六君子汤少加柴胡、芍药，方中用生半夏10g，三服后吐止，胁亦不痛矣。乃去柴芍，并停用生半夏，又吐，乃再用之，三服吐止，易方调理而安。

——何绍奇《绍奇谈医》

有些妊娠呕吐剧烈而顽固，有食入即吐者，亦有闻食物味就吐，甚至有无缘无故频吐不止，服药无效，不得不终止妊娠者。半夏为止呕要药，毋庸置疑。何绍奇先生说生半夏治妊娠剧吐有卓效，但恐怕绝大多数医者不敢用之，因半夏既有毒又是妊娠禁忌药。万一出现点意外，那可要吃不了兜着走了。

其实半夏的毒性完全没有想象的那么大。

医圣张仲景极善用半夏，所用皆为生半夏。当然，他用半夏多与生姜或干姜配伍，起到解毒的作用，张仲景从不直接说煎煮时间（这可能与古代没有现代这样计时方便有关），一般只说用水量与煎取量，有的是采取久煎，如小半夏汤，用生半夏一升，以水七升，煮取升半，分两次服。但也不尽然，如治少阴病不能语言声音不出的苦酒汤方，用生半夏十四枚，用鸡蛋壳以苦酒煮之，只"安火上，令三沸"，与我们煮饺子的时间差不多。仲景治妊娠呕吐，干姜人参半夏丸，按照惯例，用的也应该是生半夏。

李可老先生说他自己从医一生喜用生附子和生半夏，他告诉年轻医生不要怕，制半夏炮制太过，已经丧失了治疗作用。姜春华先生和朱良春先生都爱用生半夏，他们认为，生半夏固然有毒，但一经煎煮，生者已熟，何毒之有？曹颖甫先生说半夏久经浸泡，是去其精华而留渣滓。

我个人也喜用生半夏，只是药房中一般不备。实在没有，退而求其次，选用清半夏，我从不用法半夏。在家里，我备有几样常用的中药饮片，其中即有生半夏。给自己或家人开药，方中但有半夏者，在药房中抓其他药，煎煮前加入自备的生半夏，用量在15g以下者，从不先煎，没发生过任何问题。

我也尝试过用生半夏调配苦酒汤，一个鸡蛋壳里根本无法放下14个半夏，因为除了蛋清还要加一点醋，尽可能将其放满也只能放下三五个半夏，放在燃气炉上加热很快沸腾，所剩汁液就不多了，慢慢含咽，咽中似麻辣不舒，最多半小时也就消失了。这里既没有生姜，也没有久煎。

在报刊上也确实偶尔能见到生半夏中毒的报道，除了量大煎煮时间过短引起的中毒外，我觉得还有一种可能，那就是半夏过敏被误认为中毒，这是服药者个人体质的原因，不应该把帽子扣在半夏的毒性上。

生地榆治尿崩症

壬申夏日，探亲欢聚乡里。同乡杨某述及他患尿崩症，经各大医院治疗，花了很多钱，却终未治愈。后偶遇一老妪，授验方。即地榆不拘量，洗净煎水，渴即饮此水，不拘量。如此经4或5天，小便次数减少，渴也减轻。继续饮用5天，口不渴，小便亦正常。乡间满地地榆，没花1分钱病愈。

地榆是一凉血止血药。《雷公炮制药性赋》记载："地榆疗崩漏，止血止痢。"阅各家本草，均未见治消渴、缩尿崩的记载，此实践说明广大群众中有丰富的用药经验。

——张奎选《黄河医话》

用地榆或地榆炭治疗崩漏是极为常见的，仅仅在五部医话中就有多篇文章专门论述这个问题，但云其治尿崩者，实不多见。

《本草纲目》说到地榆除了止崩之外，还有止汗、止痢、止带、止吐等作用，可见地榆能清热仅是其一部分功用，还有极为广泛的收敛止逆作用，这样看来治疗尿崩就不足为奇了。但除了凉血止血之功常被取用，地榆并未得到更广泛的重视。

地黄治不眠

赵某，男，62岁，因脑卒中入院，CT报告：脑出血，破入脑室。入院后患者表现为烦躁神昏、怒骂不已，入夜尤甚，用安定注射液肌注以及水合氯醛灌肠等法无效，仍不识亲疏，骂不绝口。观其烦躁怒骂，入夜尤甚，舌红绛燥裂，无苔，脉细数。中医证属阴液将竭，阳不入阴，扰乱心神所致，遂给予生地150g久煎绞取汁与之服，20分钟后安静入睡。翌日，神志稍复，仍烦躁易怒，舌红无苔，脉细略数。继予生地120g，日1剂水煎服。2日后神志清楚，舌淡暗，苔薄，脉细。后经中西医结合治疗1个月，行走自如而出院。

——苏和《内蒙古中医药》1997年第1期

生地黄治疗烦躁失眠，早在张仲景的《伤寒杂病论》里已有明确体现，如防己地黄汤治病如狂状、妄行独语不休；百合地黄汤治疗百合病；炙甘草汤治疗心动悸、脉结代，虽然都未明言，其实细心体会就会发现皆可用于治疗失眠。尽管这些都是复方，但方中的地黄用量无一例外都很大。

《陕西中医函授》1992年第2期有人报道：某人失眠月

余，烦躁欲死，百治不效，投以熟地黄500g，肉桂6g，服后病如失。虽然地黄性味平和，但重达一斤的用量还是有些让人瞠目。现在失眠的患者太多了，这样药简量宏的方子容易给人留下深刻的印象，山东中医姬领会先生看到这篇报道后默默记在了心间。不久后即遇一位严重失眠1年的患者，心烦舌红脉虚数，于是效法前篇报道：处生地黄180g，白芍30g，肉桂10g（后下），连煎两次顿服，虽然姬先生比较保守，生地只用了180g，但同样收到了良好的疗效。陕西中医王幸福是特别善于学习的一位老先生，在看了姬领会书中的这个故事后，自然要在临床中试上一试。王先生很多精彩的医案都是以大剂取胜，颇具胆识。于是他在一系列重症失眠患者中陆续使大剂地黄500g配合他药，根据具体情况或用生或用熟，多数能在短时间内改善失眠。需要说明的是，在王幸福先生的医案里，有些患者并没有明显的阴虚症状，更别提阴虚的典型的舌脉：舌红少苔，脉细数。病典型者当然好辨证，辨准那些不典型的才需要功力。也许正因为如此，医案才反而显得真实可信。

另外特别值得一提的是渭南已故名医孙曼之先生，以善用小剂风药治疗大病著称于世。他也曾用大剂（相较其他医生就小得多了）生地黄治愈过其学生的失眠。

上述所用地黄治疗失眠，无论虚实，似乎都未离清热除烦、养心安神的范围，但亦有不同者。《王孟英医案》载，张某之母久患痰嗽碍卧，素不投补药，孟英偶持其脉曰："非补不可！"予大剂熟地黄，一饮而睡。这是大剂熟地治痰咳而不眠得愈的。

生绿豆治疮疖

我偶然从别人闲谈中得知绿豆能治疗疮。心想：绿豆，善清热而解诸毒，又随地可取；疗疮乃火毒重症，何不试试？恰逢次日，张某来诊，见其腿上起一疖肿，形如丁钉之状，微红而硬痛。我嘱其将生绿豆 30g，捣细末而用开水冲服。他按法连服 3 次，迅即肿消痛减。此后，凡遇疗毒疮疖初起者，我皆授以此法，多能奏效。但对就诊过晚而红肿已盛或成脓者，疗效欠佳。

——汪济《长江医话》

在人们所熟知的绿豆应用经验当中，无论是解毒、解暑，大都是绿豆煎水服用，至少在我印象中是这样的。翻开《本草纲目》赫然见绿豆条下分列绿豆粉一项，并且强调须以绿色黏腻者为真（捣成细末可不容易）。主治："解诸毒，益气，解酒食诸毒，治发背痈疽疮肿，及汤火伤灼。痘疮湿烂不结痂疤者，干扑之良。新水（即新汲水）调服，治霍乱转筋，解诸药毒死，心头尚温者。解菰菌、砒毒。"所治已包括汪案的疮疖，但远远不止于此。

世间物就是这样奇妙，香甜适口者往往过食致病，苦涩腥秽难以下咽者才是治病良药。绿豆炒熟不行吗？那样性脆好研碎，味香还好吃，肯定不行！入药之物，生与熟其功用有时截然不同，泾渭分明。此案的服法，是用开水冲服生绿豆粉，量还不小，足足30g，想来会有浓浓的豆腥味，味道估计不佳，不过和复方煎剂比起来，仍算是美味。李时珍所载绿豆粉治病不同，用法也各异，有内服，有外用，有干扑，有新汲井水调服，还有醋调、油调等。我们今天的用法和古人比起来，总是寻求省事方便，简单粗暴，疗效大打折扣也在意料之中。

从李时珍的叙述里可以看出，论解毒，绿豆不及绿豆粉，解病毒，解酒毒，解食毒，也解药毒。饮酒过量、误食毒蘑或腐坏的食物、严重的药物不良反应，皆在中毒之列，也许不起眼的绿豆粉就把围给解了，这样的例子在民间是屡见不鲜的。说到中毒，在中医里过敏反应有时亦可归为此类，所以若无明显的恶寒、脉弱等阴性指征，绿豆粉当可用之。

也许是因为卫生条件改善了，也许是其他原因，反正现在疔疮不多见了。但麦粒肿、毛囊炎、痤疮等类疾病很多，包括面部的化妆品过敏和激素依赖性皮炎，都可以考虑是否可以用绿豆粉来治疗，不要总想着各处搜购中药面膜或者什么宫廷八白散之类，也许绿豆粉对解决这类问题来说才是再合适不过的！

石菖蒲治鹅口疮

　　某年端午，回乡里过节，按传统习惯家家户户采艾、菖蒲以辟秽驱邪，正欢度佳节之际，邻居邀我诊病。患孩才4岁，数天前感冒发热，现外感已解，唯大便不畅，欲食不得，叫扰啼哭，视口舌白屑满布，证属肠胃湿热未清，即开一方以清化湿热，芳香辟秽，药用石菖蒲、藿香、川黄连、竹叶、甘草等。病家持方，觉远水济不得近火，问是否另有办法？我随即告之："方中有石菖蒲一味，此药今天大家都有，是否即取鲜根2支（约10g）煎汤内服，恐怕有些好处。"病家听后，遵嘱照办，因小孩吵扰不宁，下咽入胃甚少，然过1小时左右，小孩较前安静许多，并多次索食，似乎此药单用有效。翌日，小孩满口白屑全消，诸症若失，未再服其他药而愈。嗣后，对石菖蒲之偶见，笔之于书，以作临床验证之用。

　　这是偶然的巧合，抑或是石菖蒲真有此功？查阅了较多方药专著，均未记载。久思之，鉴于本品无毒，鹅口疮之病机与石菖蒲之功效、药证相合，因此决定进行有目的试治，以探其真谛，凡明确诊断为鹅口疮者，即处以石菖蒲10g水煎服，1日

1剂，2剂为限。药后查访，均有疗效，并颇受病家欢迎，但据病家普遍反映，因气味芳烈，小儿往往拒绝服下，因此只能入口，多不下胃，但疗效一样。此后我再试以石菖蒲煎液漱口的办法治疗，收效确实一样，十余年来经治百余例均见效。因此凡此病者均用石菖蒲10g（干鲜品量同），水煎漱口（咽下内服亦无妨）的办法治疗，从偶然到必然，而成为治鹅口疮之专方。

——董汉良《琐琐药话》

中医处方，会加法不难，懂减法则更见功力和巧思及屡用达药得来的经验，方减而效不减甚或增者，不乏其例，如本书所举叶橘泉先生用蒲公英治肝病案、张金良先生治崩漏案等皆属此类。董先生之经验颇值玩味，从复方减为一药，从口服改为含漱，而疗效不变。我把石菖蒲的主要功效简化为"化湿利窍"四个字，但凡湿热犯窍者，不独其病在口，如在舌、鼻、目、耳、二阴等皆可用之。我没有单独用过石菖蒲，但将其加于辨证方中治疗湿热壅窍诸病（例如湿热耳鸣），是常有的事，效果也令人满意。舌苔厚腻难于消除者，我也常于方中加用石菖蒲一味，亦是受董汉良先生此文之启发。

石灰治冻疮

　　十来岁时的一个冬天，我的冻疮又犯了，手足又僵又痛，皮肤满是麻皴，足后跟两个冻疮紫红发亮，像两个大桃子，我痛得双脚直跳。父亲让我坐下来，用白萝卜皮在火上烤热了来为我烫冻疮，这是新近学到的一个办法。谁知白萝卜皮一贴在冻疮上就烫得我直大声叫唤。此时正巧来了个父亲的朋友，人称杨二伯，50多岁，是安顺城郊汪家山的苗族医生。杨二伯见状立即制止说："娃娃皮肤娇嫩，这种搞法如何要得？不注意就烫破皮，整个冬天都化脓。"他又说："冻包（疮）这东西，娃娃最多，一是因为贪玩受冻，二是阳气不足，寒凝气滞，气血瘀积在哪里，就在哪里生冻疮。不能用这种烫法，只能温运血脉，气行血行，瘀阻一除，自然就好。我送你个法子，包管好。"于是父亲遵嘱找来生石灰约500g，脚盆一个，搓衣板一块，旧布一块。我一看要用生石灰，十分害怕，杨二伯忙说："不怕不怕，包管你一点也不痛，舒服得很，一次就好。"他把搓衣板架在盆沿上，盆内放些水，让我把洗净的脚放在板子上，在凳子上坐好，双手也放在小腿附近，然后就往盆里缓缓地放生石灰，立刻就热气腾腾，这时他用旧布将我的手足连同盆一齐罩起来，让那热气来熏我的冻疮，我果然感到手脚上热气上升，手足以致全身都热呼呼的，非常舒服。太热时，他就揭开布一会儿，然后再罩上，如此反复了几次，杨二伯又说："这个法子安全，一次若不好，隔日可再来一次。"

我就这样一次治愈了，说来也奇怪，数十年来，我竟未再患过冻疮。苗族老医生杨二伯教的这个方法我记得很清楚，以后凡遇冻疮患者，我均告知此法，虽然不都是治一次就一劳永逸，但却未有不效者。

——吴元黔《南方医话》

民间用于治疗冻疮的方法极多，我小时候也得过冻疮，用过很多方法，诸如冻疮膏、经霜的茄竿水煎外洗，等等，效果都极其一般。

此案极妙，用石灰之热气驱冻疮之寒凝，不内服也不用外洗，只用石灰的热气，轻轻那么一熏，往往一次即愈，效果颇让人满意。

《神农本草经》说石灰："主疽疡，疥搔，热气，恶创，癞疾，死肌，堕眉，杀痔虫，去黑子息肉。"其主治总结起来就是一个字：疮。石灰几乎是无疮不治。

与治冻疮相异，让人惊讶的是石灰居然还可以治疗烫伤。看一例——于某，炊事员，因工作不慎致双下肢和足的一部，第二度烫伤。面积右下肢 22cm×23.5cm，左下肢 15cm×13.5cm。烫伤后 10 分钟左右起大面积水泡。患者疼痛难忍，全身出汗，面色苍白，呈半休克状态；给予吗啡和镇静剂，患处按一般烧烫伤原则处理，但患者疼痛不能入眠。第二天观察患处周围有些炎症现象，故采取了香油石灰糊（100mL香油，35～40g石灰）的治疗。当此药用上后，患处马上感到清凉而很快就不疼。第三天观察水疱大部分吸收，小部分自破，患处做了一般的清洁后换上香油石灰糊。隔一天观察水疱已全部吸收，当时将原来上皮层用消毒的剪子剪去，暴露所有的患处加以清洁。在上此药后两天观察新生的上皮已形成。换第四次石灰糊痊愈。与此例同时烫伤的范某亦用此法，三次而愈。（孙振科《人民军医》1959年第11期）亦有报道称用石灰上清液与香油或桐油混合治烫伤者，疗效亦佳。

《抱朴子·内篇》载："洛西有古大墓，穿坏多水，墓中多石灰，石灰汁主治疮，夏月，行人有病疮者，见此墓中水清好，因以洗浴，疮偶便愈。于是诸病者闻之，悉往自洗，传有饮之以治腹内疾者。"石灰水不仅外用，也是可以内服的。叶橘泉《实用民间经效单方》载少量饮石灰上清液可治小儿急性吐泻。这也是其"解毒敛疮"功效的体现。

石灰止血另有殊功。《中医验方汇选》云："宁晋县大安村铃某，束鹿县南魏家口村雷某、吴某，均患牙衄，予生石灰研细面，白砂糖等分，混匀，取少许敷患处，敷2次痊愈。"李时珍说："石灰，止血神品也。但不可着水，着水即烂肉。"

于谦最有名的一首诗《石灰吟》就是赞扬石灰之性高洁，托物言志明其以身报国之心。石灰作为中药，亦有大功，但不知为什么，现在已经很少有人使用。

石决明治难愈性溃疡

病例1：男性，67岁，因项部红肿痛2周入院，合并2型糖尿病，诊断项部巨大痈，行切开引流术，面积15cm×8cm，深约5cm，用中药石决明粉换药32天痊愈。病例2：女性，24岁，因烫伤致小腿中段外侧皮肤溃疡，面积2.5cm×2cm，深及皮肤全层，门诊常规换药1月未愈合。应用石决明15天后痊愈。

——张龙《中药石决明治疗难愈性皮肤溃疡的临床对比研究》

这是大连医科大学张龙的硕士毕业论文中的两个典型病例，可能因为作者并非中医专业的原因，所以在病状的叙述上极为简略。这让习惯了中医话语全方位描述症状舌脉等的我们显得有些不适应，但也从一个侧面证明了石决明不需辨证即可广泛应用于多种溃疡性疾病。

石决明咸寒入肝，主要用其平肝潜阳、清肝明目，张锡纯说石决明为凉肝镇肝之要药。《本草从新》载石决明可"愈疡疽"，证明张龙的应用是有本草文献依据的。

郝富英等用石决明细末撒于创面的办法治疗了浅Ⅱ度以

下烧烫伤患者 26 例，全部治愈。(《山东中医杂志》2002 年第 6 期）王昌荣等用石决明外敷的方法治疗了数十例各种手术外伤及褥疮引起的破损，收到满意疗效。这些报道说明除了溃疡，石决明对皮肤的多种损伤，有广泛而良好的修复作用。

相对于石决明修复皮肤损伤，我们比较熟悉的是其对黏膜的治疗作用，比如明目去翳治外障和制酸止痛疗胃病等。这样看来，石决明对皮肤和黏膜的破坏损伤都有治疗作用。

如果我们要探讨它的作用机理，除了清热之外，石决明虽为介壳，仍是有情之物，可能还是有一些奇妙的滋补作用，如《要药分剂》就说："石决明大补肝阴，肝经不足者，断不可少。"肝阴不足，即会有热，魏玉璜说"木热则流脂"，因此对于溃疡不敛和有渗出的皮肤黏膜病，特别是有肝热表现者，石决明无论内服外敷，都更为合拍。

石决明治难愈性溃疡

丝瓜子治腰痛

我丈夫有肾虚腰痛的毛病，后来邻居推荐给我一个方子，说是丝瓜子炒着吃可以治腰痛。具体做法是：丝瓜子半斤，炒黄研成粉，白酒送服，每次1钱（3g），1日2次，服完即愈。据说此方还可治妇女产后腰痛。

——《家庭医药》2014年第3期

这是一位患者家属向杂志提供的验方，方后有黑龙江中医药大学某教授的点评，云丝瓜子可清热、利水、通便、驱虫，独不见文献载其有补肾之功，然后说了种种其他补肾的方法，言外之意是恐难有效。我倒是有不同看法，原因有二。一是就算文献未载也不能由此断言其功效就不存在，很多民间用药，文献中都没有记载，难道因为这就否定其活生生的疗效？何况谁也不敢说把浩如烟海的文献都已阅尽。二是丝瓜络可治腰痛，中医前辈赵绍琴先生就常常用丝瓜络和桑枝来治疗腰痛。丝瓜络可治腰痛，推断丝瓜子很可能也有这个功效就不足为奇了。

凡诸子多有补肾之功，五子衍宗丸即为例证。因此也不能简单草率地排除丝瓜子补肾，就像生地黄既有清热的作用，同时也有补肾之功，丝瓜子可能与其有相似的特点。丝瓜络是白的，但丝瓜子却是黑的，黑色入肾经。

《串雅内编》有治火丹一方，第一味药即是丝瓜子一两，显然为君药。高齐民先生认为此方是治疗郁火的有效方剂。此为丝瓜子可清热的证明。

山东成武县祝远之医生，有丝瓜子、蜈蚣、甘草治疗阳痿的验方，祝医生认为丝瓜子能够温补肾阳。(《山西中医》1999 年第 2 期)

最后说一下，其实丝瓜子治腰痛文献中是有明确记载的。《本草纲目》引《熊氏补遗》："腰痛不止，天罗瓜子仁炒焦，擂酒服，以渣傅之。"天罗即丝瓜。李时珍介绍了丝瓜及其藤、叶，没有单独论述丝瓜子，他在说丝瓜的时候引述《生生编》云暖胃补阳，固气和胎。窃以为这主要是说丝瓜子的作用。

松脂治肝硬化腹水

　　周某，男，45岁。1977年3月12日诊。患者于一年前，自觉胸闷腹胀，精神困顿、纳差，在当地治疗，效果欠佳，腹部逐日胀大，经达县某医院诊为"晚期肝硬化"。经治无效，劝其回家疗养，本人也已丧失治疗信心，悲观失望，将检查依据弃掉。经邻居相劝，乃来我处求治。

　　现症：全身乏力，腹胀满，食欲差，大便时溏时秘，小便黄赤量少。检查：患者呈慢性恶病质容貌，表情淡漠，颜面上肢异常削瘦，腹如抱瓮，下肢水肿，高度腹水，腹壁静脉曲张，脐突出约2.5cm，腹围145cm，无明显黄疸，胸背出现多处蜘蛛痣，手掌呈绯红色，脉濡细而数，舌淡苔薄白，舌边尖有瘀点。诊为：晚期肝硬化。治法：疏肝理气，活血化瘀，开胃健脾，除湿利水。方用：自制消臌散。

　　松脂研末装入空心胶囊内，每次服10g，日3次，以煎熬甘草水送服。服两次后，大便溏泻呈酱色糊状，泻后腹胀减轻。以后继续服用，大便正常，精神食欲均有好转。服一星期后，改为每日服2次，一星期，前述症状消失，能参加一般轻微家务劳动。后用黄精膏及逍遥散加减治之，服半月后，经 B 超检查正常。至今已 10 年未见复发，能参加农业一般劳动。

——姚福友《四川中医》1988 年第 7 期

　　原文按语说，本案是从张锡纯治疗多年不愈的枪伤经验当中理解到，松脂有活血化瘀，祛瘀生新，健脾除湿，安五脏，轻身延年之功效。松脂"安五脏，除热，久服，轻身，不老，延年"，这是《神农本草经》的解释。作者所提松脂治疗"枪伤经验"虽载于《医学衷中参西录》，但并非张锡纯本人的医案，而是"湖北潜江红十字分会张港义务医院院长崔兰亭"写信给张锡纯反馈用其治温病诸方变通应用"救愈官长目兵三千余人，共用生石膏一千余斤"，向张锡纯致谢，并附上他屡经验证的两方，松脂方即其中一方。崔先生本着济世救人之心，恳请张锡纯"深望先生将此二方载于贵著"，再广其传。崔医生献方，张锡纯收入书中，遂使良方流传下来。当然，张锡纯在按语中也说过："至所载二方，皆甚奇异，试之有效，因并录之。"可见张锡纯亲自使用验证了其疗效。

　　原文载有癫病、咳嗽等验案数则，其中含金疮验案一则，此案我们稍后再说。姚福友先生说是从枪伤经验中得到启示，实际上崔兰亭前辈的信中就有臌胀验案："一兵士李兆元，过食生冷，身体浮肿，腹大如箕，百药罔效。令每日服松脂三钱，分三次服下，五日痊愈。"除臌胀外，还有肝痈一案："乡村一男子，患肝痈溃破，医治五年不愈，溃穿二孔，日出臭水碗许，口吐脓血，臭气异常，戊辰孟夏，迎为

松脂治肝硬化腹水

诊治，视其形状，危险万分，辞而不治。再三恳求，遂每早晚令服松脂一钱，五日臭气减少，疮口合平，照前服之，半月全愈。"可见松脂治肝疾，在献方者崔医生那里，早有先例，姚福友的医案，验证了松脂治疗具有明确现代医学诊断晚期肝硬化的神奇疗效。在崔的信中，还有肺痈的治验。松脂《神农本草经》云主痈疽，恶疮；《药性论》云能贴诸疮脓血，煎膏生肌止痛，排脓。足见其所言不虚，且疗效卓著。

现在来看看那例枪伤。"丁卯夏，川鄂战争。敝会出发至战地，救一兵士，子弹由背透胸出，由伤处检出碎骨若干，每日令食牛乳、山药，数日饮食稍进，口吐臭脓，不能坐立；后每日令服松脂两次，每次一钱，三日后臭脓已尽，伤口内另长新骨，月余伤口全平，行步如常。"子弹贯通胸部，感染化脓，仅一味松脂月余治愈，这是真正的化腐朽为神奇，疗效惊人。也许是受此案的启发，湖南名医曾绍裘先生以松脂成功治愈了一例鹤膝风（似称附骨疽为妥）："谢某，男，40岁。患鹤膝风坏证，两膝溃烂流脓，疼痛不能步履，为时5年，诸治无效。脉象细数，舌质淡，少苔。脉症合参，证属肝肾阴虚、湿热下注所致。治宜燥湿除热，补虚生肌止痛。用张锡纯服食松脂法：每日用松脂12g，分早晚各1次，以浓茶送服。"2个月之间，共服松脂达两斤半之多，其病日渐蠲除，形体日益健壮，能重新参加体力劳动。松脂一味，集扶正托毒、去腐祛瘀、止痛生肌、收口敛疮等功效于一身，若不是众多医家一再验证，其效令人难以置信。

通过以上数则医案可知，松脂可治疗内外科多种疾病，尤其是许多脓水不断难以愈合的疮疡，具有非凡之效，《神农本草经》概括的那两个字极为准确传神，松脂尤能治"恶疮"。

苏叶治过敏性唇炎

符某的妻子患乳腺癌转移肺癌，经我治疗两年余，病情平稳，因而有事无事常到我的诊室坐坐。有一天他对我说，他十岁的孙子嘴唇肿了好久了，反反复复。我问是不是肿而痒，常用舌舔，愈舔愈甚，裂小口而疼，色已变黑，他说正是如此。

我说这个叫舐舐性唇炎，好办，抹蛋黄油不日即可痊愈。再逢出诊日满有把握地问他孙儿的病可好？他笑了一下说，开始还行，慢慢又没效了，现在还和原来一样。看来我的诊断有误，再细问之，吃鱼或海鲜会加重。得之矣，肯定还有过敏的因素。让其把孩子领来诊脉服汤药，他大摇其头——试都不用试，肯定喝不下。

又过了几天，我再问他孩子病如何，他满脸苦笑——去医院打了几天维生素，把抗过敏药用了个遍，都是开始小效，最后不了了之。孩子的爸爸不知在哪听说有一种清沥草（我对此药一无所知），治过敏极效，从网上买来给孩子用，结果仍然令人失望。他让我再想想办法。当天患者不多，我沉思了半天说这样吧，你拿苏叶5g每天给他煮水喝，不拘次数。苏叶没有浓烈的药味，但有一种特殊的香气，若不喜欢，可以加入适量冰糖。

　　大概喝了一星期的苏叶水，这个唇炎慢慢就好了。

——笔者验案

- -

　　紫苏解鱼蟹之毒，古人早有记载，但所见医案并不多。除此案外，我印象中还有一位中年女性，常常目痒，疑为海鲜过敏所致，亦嘱其服苏叶水而愈。

　　日本人极爱吃海鲜刺身，同时他们也非常爱喝苏叶茶或用苏叶佐食海鲜、生鱼片等，或许与紫苏的解毒作用有关吧！

桃花治癫狂

范纯佑女丧夫发狂，闭之室中，夜断窗棂，登桃树上食桃花几尽。及旦家人接下，自是遂愈也。此亦惊怒伤肝，痰夹败血，遂致发狂。偶得桃花利痰饮、散滞血之功，与张仲景治积热发狂用承气汤，蓄血发狂用桃仁承气汤之意相同。

——李时珍《本草纲目》引苏鹗《杜阳杂编》

这是一个特别有趣也非常有启示意义的医案，但遗憾的是很可能因为李时珍最后的两句解释，使得读者一带而过，疏忽了桃花的独有之功。桃花自是可以化痰饮、散瘀血，但其本有醒神之功，却被李时珍的解释掩盖了。不仅是桃花，桃叶、桃仁亦如是。

范纯佑何许人也不得而知，但既然有名有姓当不是泛泛之辈，其女因丈夫去世遭受打击而发狂，焉有不治之理？狂证多是实证，下痰活血皆为常用之法，想来是用之无效，无奈之下才将其关于屋中。病女夜里毁窗棂而出竟无人察觉，又可佐证其非官即是富人家，房屋众多，无人与其同居一室。一夜之内食尽一树桃花，量之大何其惊人！若不是桃花有醒神之功，该女何能在一夜之间病去神清？

《诊余集》中另有一桃叶治痫的医案：余见吾师治一痰痫。终日喜笑怒骂，高歌狂喊。力能逾垣，走游街市，已有八九月。或时吐痰，神识稍清。吾师曰：痰久则坚而难出，虽消痰化热徒然，当用吐法以倾其痰窠，作痫疾治之。将鲜桃叶一二斤捣汁，和水灌之，用鸡羽探吐，吐出坚痰，连吐四五次，吐出黏痰数碗，又吐出痰块三枚，坚凝如卵。患者吐后，觉胸膈烦热，进以甘凉清热化痰潜阳二十余剂，神识大清，调理半月而愈。本案重点固是在吐，但为何没有选瓜蒂等常用涌吐之药，而选了罕用的鲜桃叶？我觉得这亦和桃叶有醒神之功有关。

　　桃仁，我们常用来活血化瘀，其醒神之功远未被重视，但这不代表无人识得其妙，只是未说破而已。张仲景之桃核承气汤、抵当汤、抵当丸治疗瘀血发狂，其主药正是桃仁。后世擅用桃仁治疗精神异常者，首推清代王清任，其血府逐瘀汤、癫狂梦醒汤都重用桃仁为君，难道不是明证吗？

屉布灰治烫伤

炊布，我们通常叫屉布，日受热气熏蒸，而有耐受之能，故不畏热气来伤，即可消化热气也。以此来治疗热气烫伤，可谓颇具巧思。不知道这"最后一医"姓甚名谁，但他一定是一位很了不起的医者。当我在《〈奇症汇〉释疑》中再次看到这则医案的时候，写下了这样的眉批："可治烫伤、灼伤，是否可治紫外线过敏、日晒伤、电光性眼炎？"

2022年6月，我已经治疗了大半年的一位眼底黄斑水肿的患者，有一天突然问我，她还患有紫外线过敏症，身体裸露的部位每到夏天阳光一晒就很痒，且起小丘疹，有什么好办法治疗？我是中医，那当然是用中药治疗了。可是她正吃着治黄斑水肿的中药呢？难道再开一方，一日服两药，朝治彼疾夕疗此病？话说回来了，即便是开些犀角地黄汤、化斑汤、升麻鳖甲汤等方，也很可能是疗效平平。紫外线过敏，一般来说不是什么大病，但治起来并不容易。可不可以外治呢？紫外线过敏是为阳光所伤，亦可以理解为灼伤的一种，我想起了这则医案，这个办法可以化用一下。于是嘱其去寻找棉麻的旧屉布，使用得越久越旧越好，烧成灰涂在过敏部位。

同年8月7日，立秋。我在回家的路上，突然想起了这件事，立即发微信回访。收到的回复是：效果相当好，一次起效，三次全好，未再用。这个结果在我的期待之中但在意料之外，毕竟从来没这样用过啊！医者最大的幸福就是有患者因自己得愈，我因一条患者康复的微信甚至有了些小兴奋。当然，我要感谢那个未留下姓名的医者，他的创造性思维启发了我，我是学人家只不过往前延伸了一下。

有那么多人批判"医者意也"，在他们看来，所有凝聚着巧思妙想的成功医案，都不过是一桩桩个例的巧合。我却只想用这些"巧合"让患者脱离苦痛，不想与谁争辩。

天门冬根治功血

邓某，女，50岁。于1970年患功能性子宫出血（简称"功血"），时多时少，经用多方治疗及刮宫，未能治好，给服生天冬根（取连皮生天冬根3～5钱，鲜者1两，水煎服，红糖为引，煎时用砂锅勿用金属锅）3次痊愈。

——《中医单药奇效真传》引《新医学》1974年第
8期

在《中医单药奇效真传》的妇产科疾病"崩漏"章节，一前一后有两则"天冬根验案"，上述为验案二，前面还有验案一："王某，女，41岁，于1960年怀孕4个月时，因抬石磨，出力过大，发生子宫出血，经煎服天冬根（取连皮生天冬根3～5钱，鲜者1两，水煎服，红糖为引。煎时用砂锅勿用金属锅），当晚出血即止，妊娠足月产一男孩。"（《新医学》1974年第5期）从内容看，两案为同一病症，所用药物、剂量及煎服方法都完全相同，但出现在同一杂志的不同期上，我以为两案出自不同的作者，案二是受案一的影响在临床运用后得到的验证。如果是这样的话，方药则特别值得重视，因为经得住重复验证。结果在查阅后发现，《新医学》

1974 年第 5 期上并没有这一内容。原来是《中医单药奇效真传》的作者在转引时弄错了，实际是同一作者在同一篇文章中的两则验案，登载于《中医学》1974 年第 8 期，作者是陈道如。

在查阅的过程，我又得到了新的收获。在《赤脚医生杂志》1975 年第 12 期载有题为《生天冬治疗功能性子宫出血》的文章，分成两部分，前面是患者李金花详细介绍了她患病及治疗的经过："我今年 38 岁，20 岁时患功能性子宫出血，前后共持续 7 年，曾经几次住院刮宫、输血、服药治疗及多方求医，不见好转，经一段治疗后最多维持两个月就又复发。由于长期出血将我折磨得面黄肌瘦、浮肿乏力。就在这时，我爱人从外地给我买回一把草根，据说是个秘方，经煎服后，约 3 小时出血停止。血止后我在想这是一种什么草根，难道自己就找不到吗？我就和我爱人在田边、地头、沟坡遍地寻找，最后找到了天冬根和这草根一个样，以后我的病复发了两次，都是用自己挖的天冬煎服后治好的，并且至今未再复发。由于这个方将我的病治好了，感到有这样好的疗效，既不花钱又没有副作用，介绍出来，对群众会有好处，能解除其他患者的病痛。于是我就大力宣传推广，并采集此药送人。十年来，由我送药治过的功能性子宫出血和妊娠期负重引起的出血达 60 多人，十分满意。"具体煎服方法如前所述，并标明每日一次，看来是顿服。后面又附有陈道如先生的验案三则，其中有一则崩漏重症："段某，女，37岁，西安市某单位工作人员。于 1973 年 10 月患子宫出血症，经医院确诊为功能性子宫出血。曾服用汉三七、云南白药、阿胶等一百多付中药汤剂，并住院二次，治疗效果均不显著。由于长期出血，身体衰弱不能坚持工作。自 1974 年

12月连续服用约 1 斤连皮生天冬煎成的汤剂后，月经基本恢复正常，健康情况好转。1975 年 3 月来信说她已恢复正常工作。"

李金花只是个普通农民，在自患功血多年百治不效最终以连皮天冬根治愈后，将方药转赠她人，先后治愈数十人。要知道她是不会辨证的，也就是说在只需知道功血之病即可用此方，而其疗效之好实在惊人。陈道如先生作为专业中医，又验证了多例，而且多是中西药杂投屡治不效的疑难患者，所以数次撰文盛赞推广此方。

1993 年第 2 期《中国民间疗法》，陈道如撰有一篇小文《妇科止血良药生天门冬根皮》，主要强调了此方的注意事项：煎药以砂锅或陶具为佳，如用铁具煎熬则无效。此方法是流传在本地区（山西省稷山县）的一则秘方，我们在临床中曾试用经传统加工的无皮天门冬和去皮后生天门冬，但都未能取效。由此推断其作用在根皮，临床试用后效果确实很好，其机理有待研究。

在《中药学》里，天门冬的功效是滋阴润燥，清肺降火，与麦门冬差不多，虽然与麦门冬常作为对药出现，但就是个跑龙套的，从来没成为主角。而独具治疗功血之能的天门冬根皮，更少有人知，像废物一样被扔掉了。这种买椟还珠的事情责不在珠，那只能是在人了，虽说不知者不怪，可谁让你有眼不识金镶玉呢！

铁线蕨治泌尿系结石

贵州名医石恩骏教授曾患输尿管结石，数次发作肾绞痛及尿路刺激征，并有中等量肾积水，多种办法均无效验，曾考虑手术取石，后得此方治疗半月余，结石即有效排出，后以此方治疗10数例尿路结石者均获良效（大多数为上尿路结石）。此方更适用于体外超声碎石后残石遗留者。

具体用法：铁线蕨20g（鲜品加倍）。先将铁线蕨淘净后用水1500mL浸泡1小时，煎半小时后加甜酒水150mL，再煎数分钟即可，得药汁约1500mL，为1日药量，分数次饮完。冬日因汗出较少，尿量自然较多，煎药如法得1000mL服之亦有相同效果。

——何钱《石恩骏临床经验集》

本案又是一例名医以偏方治愈自病者。石恩骏教授出身于中医世家，其父兄均在贵州当地颇负医名。此方为贵州一草医治疗泌尿系结石之秘方，石氏习而得之，为其治疗泌尿系结石之专用方。

铁线蕨本草书中论述不多，编者特做交待：铁线蕨，直立草本，高 30～50cm，根状茎横走，黑紫色。叶近生，叶柄细弱，长 10～15cm，光滑无毛，黑紫色，叶片三角状长圆形，长 20～30cm，宽 12～20cm，至少基部为二次羽状复叶，羽叶互生。生于溪边阴湿处及老墙上，贵州及云南各地均有分布，药用全草，全年可采。性淡而凉，功能清热利湿，利尿通淋。本品尚可治疗乳腺炎、乳汁不通及妇女血崩、产后瘀血，每用 30g，仍需水与甜酒同煎。

铁线蕨的品种很多，石氏所用到底是哪一种呢？查《贵州草药》，有鞭叶铁线蕨，别名岩虱子，功效为清热解毒，利水消肿。功效相近，形态描述与石氏所说不甚相符。《中医辞海》中亦有过坛龙，别名铁线蕨，为扇叶铁线蕨，《广西药植图志》云其治砂淋，过坛龙 60～90g，银器同煲水服。到底是哪一种，终是搞不太清楚。

关于铁线蕨治疗尿路结石，石氏强调的注意事项为：第一，此药必当用甜酒水同煎，方有良效。石氏自用此方时，初未加甜酒水，病情无动静，后加之同煮服用，自觉有药力下行下腹和腰部，似有推荡之力。第二，每天饮药量当充足，不应少于 1500mL，多饮则效果更好。

从石氏的提示看，药物选择固然很重要，但服法似乎更为关键。临床遇此症，或许不必拘执此方，苦寻铁线蕨，选用大剂鲜蒲公英或车前草、金钱草以代之，用法上严格按石氏所说，说不定会有同样的效果。当然，这个必须是小结石或泥沙样结石才能排出来，如果结石过大，霸王硬上弓是肯定不行的。本人就有肾结石，最大时长径为 1.9cm，服用了一段时间中药汤剂，变小为 1.4cm。后学用石氏此法，因药房中无铁线蕨，以金钱草代之，又从超市买了米酒，酒水同煎，每日痛饮 2000mL，坚持一周，没有任何反应，遂放弃。

不知是铁线蕨不可挪移，还是贵州甜酒非北方市售米酒，抑或煎煮服用方法不对。待有闲暇时网购些铁线蕨和贵州甜酒再试试。

土茯苓治头痛

张某，女，17岁，神经官能性头痛。1997年4月20日初诊。头痛三年多，每因受凉、生气而发作，剧时满头胀痛伴恶心，平时则绵绵隐痛。常服扑炎痛、去痛片等，止痛效果越来越差。患者12岁曾做过心脏瓣膜手术，体质差，情怀悒郁。察其舌质偏淡、苔薄白，脉弦细。

予土茯苓120g，装入保温瓶中开水泡2小时，代茶频饮之。服药后，当晚头痛大减。遂每日泡服120g，3天后头痛消失。

——余国俊《我的中医之路》

余国俊先生在案后说，本草及历代中医著作中未言土茯苓治头痛，何以重用之可止头痛，百思不得其解，于是借用徐灵胎"药性专长"论："凡药性有专长，此在可解不可解之间……但显其形质气味者，可以推测而知，而深藏于性中者，不可以常理求之。药中如此者极多，可以类推"作结。徐灵胎之论确为见道之言，很多药物，都有不易被人察觉或理解的性味与常见功效之外的专能，几乎每个医者都会遇到或有独家发现，甚至成为其手中的"秘密武器"。

这样理解并无不妥，但是土茯苓治疗头痛还是能够从众多医家的使用经验中推得一二。土茯苓味淡性平，解毒健脾化湿，其利湿降浊功能不容忽视。

朱良春先生每于湿浊壅盛导致的疼痛病症中，常常重用土茯苓，如其治疗湿热蕴结、清窍不利之头痛的土苓蔓菊汤，治疗痛风（朱老称其为"浊瘀痹"）的痛风汤中，土茯苓都用到60g甚至100g以上。

土茯苓治梅毒有特效，明代医家张三锡治疗梅毒所致的头痛不止，咽中痛或臂膊有块作痛的愈毒汤，其中君药为土茯苓重用至四两。

去年，我遇到了一例脑瘤，是一位朝鲜族女性，50岁左右。其夫陪她来诊治，言谈中能感觉到已不抱太多希望，只是尽人事而已。此病发现才不过一个多月，发展很快，其稍有头痛，眩晕，但已经影响了语言表达，吐字不清，勉强可以走动，舌苔略腻，脉缓而滑。我开了些健脾利湿化浊的药，其中土茯苓用了60g，开了七副药，我期待她下周能来复诊。但是很遗憾，她再也没有来。很有可能，这个人现已不在人世了。患者走后不久，我就后悔了，感觉自己太过谨慎，这么来势汹汹的脑瘤，利湿化浊的土茯苓的用量太小了，至少应该150g以上。后来每每想起此案，我都懊悔不已，也许用再大的量也难以挽回危局了，但希望至少大些。

土茯苓又叫仙遗粮、硬饭团，听名字就知道，在从前缺少粮食的灾荒年代，土茯苓是可以用来充饥的。据说土茯苓和其他粮食替代品一样，吃多了容易便秘，但那是嚼服吞咽，水煎服用估计会好很多。

菟丝子治阴道干涩

　　谭某，26 岁，长期阴道干涩不适，婚后同房时仍然如此。16 岁月经初潮，月经延后，余无不适，因得此症心中不安，情绪低落，脉弦，舌尖红。用菟丝子 30g 研末调麻油搽外阴及阴道，5 天为 1 个疗程。经治疗两个疗程，症状消失，后随访未见复发。用此法治疗多例均获痊愈。

　　——刘敏华《中医杂志》2000 年第 10 期

　　我治疗了很久的一例眼底黄斑水肿患者，中年女性，平素只说有眼干口干，忽有一日对我说，鼻也干，阴道早已干涩多年，影响夫妻生活。我将原本就使用的加味驻景丸中的菟丝子加大药量，同时学用刘敏华医生的经验，嘱其用菟丝子末与香油调涂阴道，每晚使用。一周即有明显改善，大概用了两三周就说阴道不干了，疗效很好。

　　关于菟丝子的与众不同之处，《本草经疏》说："五味之中，唯辛通四气，复兼四味，《经》曰肾苦燥，急食辛以润之，菟丝子之属是也，与辛香燥热之辛，迥乎不同矣，学者不以辞害义可也。为补脾肾肝三经要药，主续绝伤、补不足、益气力、肥健者。"《本草汇言》说："菟丝子，补肾养肝，温脾助胃之药也。但补而不峻，温而不燥，故入肾经，虚可以补，实可以利，寒可以温，热可以凉，湿可以燥，燥可以润。非若黄柏、知母，苦寒而不温，有泻肾经之气；非若肉桂、益智，辛热而不凉，有动肾经之燥；非若苁蓉、锁阳，甘咸而滞气，有生肾经之湿者比也。"总结下来，菟丝子的功效不外就是补益肝肾，但有辛润之性，可致津液，故可治肾窍之干涩。

王不留行外用治带状疱疹

　　孟某，男，52 岁，干部。1980 年 2 月 6 日，因胸部刺痛有水疱，被当地卫生院诊为带状疱疹，治疗 10 余日，不见好转，来我院就诊。见患者呈痛苦面容，其右胸部 9～10 肋间布满大小水疱，疱液透明，累累如串，呈束带状排列，水疱周围红晕，并有片状损害，疼痛难忍，纳呆，不寐，口苦而干，舌红苔黄腻，脉弦数。治疗：王不留行 30g，鸡蛋 1～2 个。用文火将王不留行焙干呈黄褐色（或爆花），以不焦为度，研制细末；用鸡蛋清与药末调成糊状，作局部涂抹，1 日 3 次。第 2 天疼痛减轻，5 天结痂而愈。随访 4 年 6 个月无复发。

　　　　　　——王巧云《云南中医杂志》1986 年第 2 期

　　带状疱疹是一种常见多发的皮肤病，常因患处疼痛异常而就诊，疼痛可先于皮疹出现。若治不得法又会遗留疼痛，经久不息，患者极为痛苦。偶尔会闻及某处有人操偏方或秘术善治此一病，谋得衣食无忧。但究为何方何术，终是秘而不宣，他人无从知晓。高齐民先生在他的书中介绍了一种名为"火烧赤壁"的办法——点燃撕得很薄的棉絮或面巾纸，快速燎过患病的部位即可。这个办法似乎与油麻菜（黄剑）记录过的一位专治带状疱疹的民间中医的方法很相似，但那个人总是藏在他家的卫生间里为人治疗，别人看不见，患者本人又常常背对着他，具体操作细节也不清楚，感觉好像也被什么烧了一下。

王不留行散外用治疗带状疱疹的报道，我先后看到多篇，方法大同小异，都是把王不留行打成粉，只是赋形剂有所差别，有的用清水，有的用醋，有的用香油，有的用鸡蛋清，把王不留行散调糊敷于患处。我验证过多例，疗效很好，用的就是药房中的炒王不留，粉碎机打成末，至于用什么调并不重要。有时配合内服汤剂，有时患者不愿服汤药，即只单独外用此一药，亦多有效验，就不再举例了。

乌梅治胬肉增生

中医疡科书上有一种叫"收胬丹"，系用乌梅肉打成饼状，贴在胬肉上的。以前没有经验，某次，有一位朋友，指头上生了瘭疽，出脓后因光红的肉柱头突出而不能愈合，触之则发剧痛。我介绍他试用乌梅肉贴上包扎之，次日换药，肉柱头已缩小（这似乎不是腐蚀作用，而是收缩的），两日后平复，后来渐渐愈合了。不过初次贴上时有些痛，然比其他腐蚀法或割治便利得多。另有一人，上膊因注射而化脓，后来亦因肉芽增殖而突出胬肉，不能愈合，也用乌梅贴上而愈。

——叶橘泉《实用经效民间单方》

《神农本草经》上说乌梅"去青黑痣，（主）死肌，恶疾"，我也使用济生乌梅丸治过息肉等，但我不知道收胬丹这个方，也没有想到乌梅还可以这样去外用。看来大量阅读医案是中医必须进行的日常修炼，生动的医案使枯索的理论蓬勃具体生动起来，让你记住，给你启发，更会触动你在临床中去运用。叶先生此案，好像突然触动了我的一根神经，我觉得这个方法完全可以用来治疗痔疮，以后有机会一定去验证。

胬肉是向外长的，鸡眼有很深的根是向内长的，乌梅也可以治疗。朱爱茹医生以食醋浸乌梅外敷治疗鸡眼取得了满意的效果。

肿瘤就是一种恶性的增生，这会不会是《神农本草经》说的"恶疾"呢？也许乌梅对这些恶性的"胬肉"确有抑制或治疗作用！

此外，乌梅还有其他许多独特的作用。叶先生将乌梅制成膏，曾用于数十例伤寒（肥达氏反应阳性者），陆续退热病愈，无一例发生肠出血与死亡。说到乌梅退热，彭子益先生有个验方乌梅白糖汤，用于温病初起之发热，乌梅在这里退热而不敛邪！

1940年夏季，苏州霍乱大流行，一位农村朋友来找叶橘泉，说距离他们很近的村庄发生了霍乱，已有四人死亡，问有什么办法预防？叶先生教他乌梅煎膏后做成丸子分给大家，饭后吞服二至三粒。结果他们村二十余家，一百多口人，无一人感染霍乱。中医治疫与预防，在举重若轻之间。

乌蛇治麻风

蛇之种类伙矣，皆追风药也。内有乌梢蛇一种最毒。姑苏有曹吏部，由郎中出为粤东潮州府。是邑也，凡幼女皆蕴癞毒，故及笄须有人过癞去，方可婚配。女子年十五六，无论贫富，皆在大门外工作，诱外来浮浪子弟交。住弥月，女之父母张灯彩，设筵席，会亲友，以明女癞去可结亲矣。时浪子亦与宴，事毕，富者酌赠医资送去。多则一年，必发癞死。且能过人，故亲人不敢近。官之好善者，设癞院收养之。

曹太守有弟已冠，不好学，日事游荡。戚友知此间风俗者，恒诏戒之。介弟初亦不敢犯，但游观而已。一日至巨宅前见一女子，国色也，不粉饰而自然，既艳丽而庄重。不禁迷恋辗转，再三舍之不得。喟然曰："人生几何，美色难遇，牡丹花下死，较老氉乐甚也。"意乃决。与女交谈，引之入室，两情相得，有终焉之志。

无如弥月后，例应分折。其父母见二人情重，不使女知。请介弟前堂大宴，询及家世，方知为太守亲弟。屡奉府县查访綦切，不胜惊骇。但事已如此，不能隐匿，赠以千金送之回。府太守以乃弟自作之孽，无可奈何，资送回籍，俟死而已。一路毛发脱落，日渐周身发痒。及家，其次兄收之，虑其蔓延，锁于酒房下榻。嫂氏哀之，使老媪给饮食。未几癞已匝身，奄奄一息，自知必死矣。

先是介弟去后，女方知其事，乃与父母为难，誓不二夫，必欲同死。其父母婉劝教戒，矢志不回，不得已以实情告。太守敬其节义，允为作礼，遣送姑苏为弟守节，来投嫂氏。嫂谓女曰："叔病癞已不起矣，莫如原舟遄返，以妹品貌，何患无好逑君子，何必恋此及泉人耶？"女泣曰："妾故知之，不忍郎之独为癞鬼。且女身不可二夫，来就死耳，非效于飞之乐也。"嫂怜而敬之。送女入酒房，与介弟相抱而泣。女乃遣婢仆归复命。亲为其夫调养。

一日，介弟使女烹茶未至，渴甚，循墙而起，觅饮房中，唯酒缸十余。寻至室隅，尚有剩酒半缸，以碗饮至数四，渴解而人亦醉倒。女持茶来扶之卧。至次日，癞皆结痂，人亦精爽，谓女曰："此酒大有益处，日与我冷饮之，当有效。"女顺其意，每饭必先以酒。半月癞痂寻脱，一身新肉滑腻非常，眉发复生，居然风流年少矣。夫妻快慰。及酒将完，见缸底一大黑蛇浸毙其中，盖乌梢也。出问家人，乃知前年注酒时，见有蛇在内，是以遗弃半缸，不意为贵介弟起病之祥。于是夫妇相将仍赴粤东，女之父母及曹太守皆大悦，共出财为谋功名，得河泊所官以终。

——吴炽昌《客窗闲话·续集》

这是一则故事，出在清人的笔记里，本不必当真，不过有趣的是在远在一千多年前唐代张鷟的《朝野佥载》中有着与此极为相似的记录：一则说有个客居泉州名叫卢元钦的人不小心染上了麻风病，病很重，只剩鼻子还没有烂掉，正好五月初五这天，医官取了蛇胆要给他吃，这时有人说，蛇肉可以治麻风，于是取一截蛇肉给他吃，三五天后他的病慢慢开始好转，一百天就痊愈了。另一则说商州有人患麻风，家人害怕传染，在山中给他盖了一间茅屋，有乌蛇掉在他的酒缸里，患者不知，酒喝得差不多了，才发现缸底的蛇骨，于是恍然大悟。

如果说张鷟的第二则故事，与本案曹某的传奇大同小异，可能是清代文人把这个唐朝的故事进行了演绎和加工，那么第一则有可能是真实的案例，因为这个卢元钦是唐代的一位名医，在《太平广记》里有明确的记载。

乌梢蛇祛风除湿，通络止痛，是虫类药中祛风活络的常用药。《药性论》："治热毒风，皮肤生疮，眉须脱落，痒疥。"这和麻风的表现极为相似。

而《秘传大麻风方》的一扫光酒说得就更明确了：治燥麻风，遍身如癣，其痒不可忍，后变成大风。元米一斗，乌蛇二条（去头尾，酒煮，去骨，焙干为末）。蛇、酒、米一同拌匀，搭饭成浆，四五日后将小瓶盛贮，十日后开，空心服，服时用砂罐连糟蒸热，随意食之。

古人留下的用乌梢蛇治麻风的方剂还是很多的，如《本草纲目》乌梢蛇酒，《验方新编》的白花蛇丸，是以白花蛇和乌梢蛇同用。

麻风病主要损害的是皮肤和周围神经，现代麻风的发病率已经很低了，但在一般的皮肤病和神经性疾病中，乌梢蛇的使用率是比较高的。李可老前辈的验方乌蛇荣皮汤，即是以乌梢蛇为主药，治疗很多顽固皮肤病。

蜈蚣治鸡眼

患者王某，女，13岁，左足足趾跖面各患一硬鸡眼，经用鸡眼膏、激光烧灼和氮气冷冻治疗均无效。经用蜈蚣浸油膏（蜈蚣5条烘炙后碾成细末，香油8g。将患足用37～40℃温水浸泡15～20分钟，碘伏行常规消毒后，用手术刀将角质层削去，然后将香油放入蜈蚣末中拌匀涂患处，加纱布覆盖胶布固定，隔日一次）治疗10次痊愈，随访一年未复发。

——尹淑华等《实用医技杂志》1999年第4期

鸡眼，小恙也，但是患者也很痛苦。尹氏以此法治疗鸡眼20例，全部治愈。蜈蚣解毒散结，通络止痛，无论在内科还是外科都有极为广泛的治疗作用，且疗效非凡。让我没想到的是，它还可以治疗鸡眼。鸡是蜈蚣的天敌，到鸡眼这反过来了，蜈蚣药到鸡眼断根。

类似的报道比较多。李更生以黄豆油将蜈蚣煎酥研粉，填于浸泡后削去角质层的患足处，外用胶布固定，七日后揭掉。共治疗112例，其中一次治愈103例，占92%。

鲜小蓟止血

余在临床诊病时，曾遇一患者，年18岁，女性，患有鼻衄和崩漏，二者交替发作，延续半年余。症见其头晕心悸，神疲懒言，纳减乏力，舌淡脉弱，血红蛋白仅20g/L。当时我认为是心脾两虚的贫血症。治以益气健脾，药用党参25g，白术15g，黄芪25g，当归15g，远志10g，炙甘草5g，茯苓15g，酸枣仁15g，乌梅15g，水煎服，每日1剂。后因家住农村，经济困难，想出院回家治疗。余偶见有的医书认为鲜苣荬菜可治功能性子宫出血，还可以治衄血和尿血。此正符合吾所治之患。余将上方抄给患者家属，并告之，每隔日进一剂，嘱其每日可多挖苣荬菜吃。1个月后其父来哈尔滨市，喜形于色告曰："小女鼻衄和崩漏出血已止，食量增大，已身强有力矣。"余细询之，其父曰："因家困，没有按时服汤剂，时偶进1剂，但苣荬菜每日都进1斤余。其饭量逐渐增大，身体渐壮。"去医院化验，其血红蛋白已达90g/L。余想服汤剂有一定疗效，但患者后期大量食苣荬菜，病情速好转，其药力作用不可忽视。

——张金良《北方医话》

小蓟东北俗称苣荬菜，正如俗呼婆婆丁的蒲公英一样，都是春天农人餐桌上极受欢迎的野菜。这是一味凉血止血的常用药。

从上例看小蓟所体现出的作用，绝不仅仅是止血那么简单。病半年有余，失血过多，患者呈现极为明显的虚象，而通常认为小蓟味苦性凉，它的作用是凉血止血，若久用则可能因其寒凉损伤脾胃。而如此虚弱的患者在进食了大剂量的鲜小蓟之后，不但出血迅速得止，胃口反倒好了起来，饮食增加，体质自然逐渐好转，贫血自然得到纠正。从中似乎可以看出，鲜小蓟有神奇的止血之功，同时还有开胃补虚（补血）的作用。

小蓟作为止血药，常被用于咳血和尿血。"李所伟，余之远亲，在京从事油漆业，其体素不健壮，经常咳嗽。1961年夏患咯血，晨吐尤多，甚惧。几经诊治，无所效验。后经北京某医介绍一偏方：新鲜小蓟，洗净，切碎，布包绞汁，每服一大碗。惜当时京中无此物，乃回河北老家。家中田野遍地皆有，随处可得（河北俗呼青青菜者是也）。照法服之，经服半月，吐血果止。返京后相叙于余，随录之。此人后调陕西汉中某厂，余多年未晤其面，从其家人口中得知，自愈之后，未再复发。"（王毓《偏方奇效闻见录》）

民国名医张锡纯擅用大剂单味药治疗疑难病症，亦有用小蓟治疗咳嗽咳血验案，如："一少年素染花柳毒，服药治愈，唯频频咳嗽，服一切理嗽药皆不效。经西医验其血，谓仍有毒，其毒侵肺，是以作嗽。询方于愚，俾用鲜小蓟根两许，煮汤服之，服过两旬，其嗽遂愈。""一少年每年吐血，反复三四次，数年不愈。诊其脉，血热火盛，俾日用鲜小蓟根二两，煮汤数盅，当茶饮之，连饮二十余日，其病从此除

根。"（张锡纯《医学衷中参西录》）

　　以上各案虽所治病证不同，但在小蓟的使用上有相同或相近之处：①所用都是单味小蓟，未杂他药。②要求小蓟必须是鲜品。③用量较大。④不回避虚证。⑤没有规定使用疗程或时间，但见效皆较为迅速，整个疗程都不算太长，且远期疗效稳定可靠。

徐长卿治精神失常

高某，女，23岁，社员，1979年2月28日入院。患者于入院1周前，因精神刺激而频繁抽搐，失眠，哭笑无常。曾用多种西药镇静剂及针刺疗法均无效。体检无异常发现。入院诊断：癔病。投徐长卿丸剂（蜜丸，每丸含徐长卿粉5g），每次2丸，每日3次。服药后3小时，患者安静入睡。住院治疗至3月14日，抽搐未再发作，痊愈出院。随访两年，未再复发。

——毕谦等《吉林中医药》1981年第4期

《神农本草经》说徐长卿："主鬼物，百精，蛊毒，疫疾，邪恶气，温疟。"也有人报道用一味徐长卿治疗脏躁、神经衰弱等情志异常疾病，包括本案在内，与《神农本草经》所述徐长卿功效还是极为吻合的。也时不时看到一些医家将徐长卿应用于皮肤病的治疗，比如石恩骏即用一味徐长卿饮治疗急、慢性荨麻疹。因荨麻疹乍起乍消，来去无定，东北民间将荨麻疹称为"鬼风疙瘩"，故此一用法仍未越出《神农本草经》所述。石氏还将徐长卿用于过敏性哮喘，这与荨麻疹之用类似。

此外，有人发现徐长卿还可以治一些难治的心脏病，如房室传导阻滞、风湿性心脏病、顽固性心衰等；还有人将其用于癌症疼痛、阴痒的治疗，据说有较好效果。

　　徐长卿又叫鬼督邮，名字都奇怪而神秘，但擅用者常以其一味治疗些古怪或疑难之病！

雪猪油治风湿病

二十余年前，重庆某旅店商妇，因患风湿引起下肢瘫痪年余，延多医罔效，该店常住山货客闻之，遂赠雪猪油半斤，劝其泡酒试服，因久病难疗，竟姑试之。两三月后，即能起床，携杖履步，于是再索半斤泡酒饮之。时半年余而获痊愈，体态较病前尤壮。此乃药界老友蒋某介绍给予。后有永川县一患者谈某，男，患风湿病，下肢瘫痪，专程来我院治疗，予拟一药方后，并嘱自寻雪猪油泡酒服之，伊云有戚人至西藏工作，可以觅得此物，年余之后，患者已服雪猪油一斤多，病亦痊愈。1976年6月，某患者在余处就诊，谈到既往有严重风湿病，亦引起下肢瘫痪，有人介绍服雪猪肉而愈。过去仅知雪猪油治风湿而未闻其肉有同效，故录以记之。

——陈源生《陈源生医论医著》

陈源生先生为四川名医，他生于中医世家，幼年就开始学医。除了熟悉经典之外，还精研单味药物，对很多单味药物有丰富而独特的临床使用经验，比如水红花子，我的家乡到处都是，但奇怪的是本地医生鲜有用者，赵绍琴先生使用的频率很高，基本是用来清热通便，而陈源生先生却认为这是一味消积去癥的良药，常用来治疗肝硬化、胃腹胀满、妇人癥瘕、小儿疳积等。

很多动物的油脂入药，都是因为在治疗某种疾病时具有独特可靠的疗效，比如獾子油治烧烫伤、黄羊油治痔疮、狼油治结核等。这里说的雪猪，是旱獭的一种。旱獭全世界很多地方都有分布，但此处的雪猪可能专指产于西藏的喜马拉雅旱獭。陈先生也说此物产于西藏高原雪山之地，雪猪在雪地下掘穴群居，嗜食虫草、贝母等，肉甚肥美。我不知道雪猪是不是保护动物，但此物即便是上世纪的 70 年代，陈先生地处比邻西藏的四川也不太易得，今天想要寻到地道的雪猪油恐怕就更有难度了。据说雪猪现在也有养殖的，但不清楚是不是从西藏野生雪猪繁育的，就不知其油是否还具有相同的疗效了。

雪猪油是雪猪的板油，即腹腔内大网膜油，极易挥发。陈源生先生说得此物，要用雪猪的肠或膀胱贮藏方能保存。

说到雪猪的肉对风湿也有很好的疗效，我想起好友赵春杰医生说过的一件事，听说狼油治结核疗效很好，许多年前他的一个朋友恰好患有肺结核，听闻其另一个朋友猎得一狼，即前往求索狼油，不巧狼油已为他人先一步拿走，于是朋友给了他一些狼肉，他吃了狼肉后不久，结核病也大有好转。

雪猪油除了治疗风湿，在止血以及治疗烧烫伤等方面，疗效亦佳。

血余炭治腹痛

元丰中，丞相王郇公，病小腹痛不止，宣差太医，攻治备至，皆不效。凡药之至热，如附子、硫黄、五夜叉丸之类，用之亦不瘥。驸马张都尉，令取妇人油头发，烧为灰，细研，筛过，温酒服二钱，即时痛止。

——苏轼 沈括《苏沈良方》

历史又重演了，一群太医，用尽各种办法就是治不好丞相的腹痛。宋元丰年间（1078—1085），丞相王郇公即王珪（1019—1085）至少是一位花甲老人了，老年人容易阳虚，所以在各种辨证治疗不效之后，用了助火温阳之药，包括至热的附子、硫黄等，仍然无济于事。每到这个时候高人就该出现了，果然驸马张都尉献出一方，依嘱而行，覆杯而愈。

《中药学》教材说余血炭出《神农本草经》，但李时珍说《神农本草经》的发髲专指男童头顶之发，乱发才是血余炭。其实都差不多，皆为头发煅为炭之后入药，功效也没看出太大区别：化瘀、止血、利尿、消肿等。

血余炭在临床中常被用作止血，张锡纯云其性能化瘀血，生新血，有似三七。本案中用治腹痛确不多见，当然我们可以猜测王郇公的腹痛或为血瘀所致，血余炭化瘀止痛，也能解释得通。但若为血瘀，难道一大群教授（太医）都看不出来？他们的治法里就没有活血化瘀？这种猜测似又无多少道理。血余炭要求乱发洗净煅用，而这个驸马张都尉的用法也与众不同——指定要异性头发，还须带油勿洗，煅烧后温酒送服。

头发治腹痛另有一方，《本草纲目》引《谈野翁方》："急肚疼病，用本人头发三十根，烧过酒服。即以水调芥子末，封在脐内，大汗如雨，即安。"

也许血余炭确有治腹痛的专能吧！

顺便说一下，这个丞相王郇公本人就知医，上案出在《苏沈良方》卷四，同样在这本书中，卷八另有一案，这次王郇公的角色由患者变成了医者："予友人，曾小肠秘甚成淋，每旋只一二滴，痛楚至甚，用恶药逐之，皆不通。王郇公与此药（琥珀研成粉，每服二钱，煎萱草根浓汁调下，空心服），一服遂通。人有病痔肠肿，因不能尿，候如淋疾，他药不能通，唯此法可治。"

古人的经验告诉我们，学点中医没有坏处，往往不期而遇就有用得上的机会，自救、救人，抑或被救，皆仁术之功也。

鸭梨治消渴

一士人状若疾，厌厌无聊，往谒杨吉老诊之。杨曰：君热证已极，气血消铄，此去三年，当以疽死。士人不乐而去。闻茅山有道士医术通神，而不欲自鸣。乃衣仆衣，诣山拜之，愿执薪水之役。道士留置弟子中。久之以实白道士。道士诊之，笑曰：汝便下山，但日日吃好梨一颗。如生梨已尽，则取干者泡汤，食滓饮汁，疾自当平。士人如其戒，经一年复见吉老。见其颜貌腴泽，脉息和平，惊曰：君必遇异人，不然岂有痊理？士人备告吉老。吉老具衣冠茅山设拜，自咎其学术未至。

——李时珍《本草纲目》

虽然没有详细描述症状，但患者看起来没有什么大病，即便去茅山寻访道士的时候，还表示能干较为繁重的粗活（薪水之役）。而杨吉老的诊断却远比想象的严重——气血耗伤，热证已极，更要命的是他给出的预后：三年之后死于疽病。杨吉老这次意外翻车，并不是因为诊断错误，而是他认为患者虽貌似不重，实已无药可救。如果不是茅山道士的指点，患者的结局显然不会乐观，令人想不到的是使疾病逆转的并不是什么名贵中药罕见仙丹，就是一种极为普通的水果——鸭梨。别说现今的人恐怕没有几人会相信，就是当时的杨吉老也大为惊讶。

梨的药用价值，像很多食物一样，被它的食用价值掩盖了。梨的滋阴清热之功不可小视，甚至是其他同类药物都无法替代的。

熊永文先生在《黄河医话》里记有一则梨治咽干口臭的医案："一北方中年男性干部，因连续食用南方小麦面食，逐渐发生咽干口臭，至今15年不愈，别无其他症状。患者15年前去江南诸省出差半年许，常食南方小麦面食之类食物，开始咽干口臭，且每日凌晨口唾清水不止，不唾则无法入睡。起床后此症逐渐消失。病初若改食大米，此病即愈，若复食小麦面食，则前症立即发作。医生给服养阴生津止渴药不效，又嘱患者每日食生萝卜1斤，连服半月不但无效，病情有所发展，由原来的清晨4～5点开始，变成晚12点后开始咽干、口苦、口臭，每晚必须用清水漱口数次才能入睡。患者自己食用大量橘、柑、苹果治疗，仍未见效，患者口苦、口干、口臭与当日饮食有关，若晚饭食面食大饱，当晚症状严重；反之，若空腹、少食则症状大减，所以患者长期采用饥饿疗法，但仍不能根治。偶然一次患者吃了几个梨，当晚症状大减，从此吃梨治疗，每日1斤（500g），连服近月，症状基本消失。此乃胃阴不足，食梨可养阴清胃，食疗之妙优于药治。"

此案属食伤，北人食南麦口臭咽干，可证南方之麦热性更强。咽干口臭，固是胃热，大唾清水，脾阴也伤，引起脾主津的功能异常，每日定时加重，又添口苦，加上咽干，是又累及肝阴。属脏腑功能失调，阴伤热扰，病长达15年。

一种食物引起的病，被另一种食物治愈了，此前服对证之方药都毫无效验。可见若用得好，食疗之妙令人称奇。其实在中医看来，每种食物都同时也是药，就看医者会不会用了。

《本草纲目》士人案，从杨吉老的诊语看，似为消渴，到底是不是，我们姑且不去管它，来看一例确凿无误的消渴案："一士人患消渴，医者断其逾月死。弃官而归，中途一医者令急遣人致北梨二担，食尽则瘥。士者如其言，才渴即啖梨，未及五六枚而病愈。"（《名医类案》）这个明确要求是北梨，北梨其性更寒一些。

与《本草纲目》案大同小异，有一则关于叶天士的故事广为流传：某人赴京赶考，路过苏州时恰好患感冒，请名医叶天士诊治，叶天士说你赶考已经没有意义了，感冒是小，服几剂药便好，糟糕的是你患了消渴，从脉象上看，还有一个月的寿命，赶快回家还来得及料理后事。同伴认为这是医生吓唬人的，不必当真。于是他们继续北上，在镇江金山寺遇一高僧，僧指引说，你继续往前走，路过一个叫王家营的地方，盛产秋梨，你买梨一车，渴即代茶，饿即充饥，食过百斤，其病则愈。后果如其言。此案与杨吉老案似乎是同一故事的不同版本，所不同者高人耳，前案为道，后案为僧，以此看来，出家修行之人确有比俗人高明之处，审疾论治也有常人不及的透彻玲珑！

千万不要以为梨治消渴仅仅是像传说一样只存在于古医案当中，当代医者也有梨治糖尿病的成功验案。王世銮医生就是受《名医类案》梨医消渴的启发，以河北产鸭梨治疗原发性 2 型糖尿病，收到满意效果，典型病例如："孙某，男，55 岁，患糖尿病十余年，并发高血压、动脉硬化及冠心病，曾多次在新乡市中心医院和我院住院，并两次赴哈尔滨糖尿病研究所治疗，好转后在家休息，期间交替服用消渴丸、玉泉丸、D860、优降糖及达美康片、锁糖丸等药，从未间断，空腹血糖一直在18mmol/L左右，尿糖（++++）。嘱其服用河北鸭梨，两餐间有渴感即食，每日约1000g，于第8天后烦渴无力症状消失，全停降糖药物，于第14天后查空腹血糖8.1mmol/L，尿糖（++），嘱其以后每周复查，连续5次，均未超出此范围，2个月后能正常上班。方法是空腹生食河北鸭梨，每日0.5～1.5kg为宜。"（王世銮《中国社区医师》1993年第2期）虽未能将血糖和尿糖降至正常范围，比起十余年来中西药杂投屡次住院治疗来看，结果已堪称完美。

前列诸案古人所指消渴症，不管是不是糖尿病，都应该是阴虚燥热津伤之证，否则投凉性的鸭梨有悖医理。现在糖尿病已是常见病、多发病，据统计我国大概有2～3亿的糖尿病患者，其中有典型三消症状者，比例并不是特别高，这一点值得注意。糖尿病患者自检：如果没有明显的口渴，还恶寒怕冷、平素不敢食凉、常常腹泻者，食梨自医恐不适合，不可因梨为食物而大量肆意长食。

烟袋油治肛门奇痒

甲子仲夏，余因公去魏家务，有名魏福存者，年76岁，知我业医，倚门而问曰：鄙人年轻时，肛门奇痒，甚苦，求之诸医不效。某人示以烟袋油涂之，果愈。越4年后复发，仍用前法，自恨病不除根，多涂，1小时后上吐下泻剧作，不可名状。次日痒止，至老未再复发。请问何故？

——王毓《偏方奇效闻见录》

我曾亲耳听说某人患带状疱疹涂烟袋油而愈，也听说过用烟袋油涂肛门治小儿蛲虫病，皆有可靠疗效。成人也有患蛲虫病者，此病以夜间肛门奇痒为特征，估计此翁所得即是。亦有报道说烟袋油涂抹伤口，可治虫蛇咬伤。烟袋油闻之就有刺鼻的辣味，具杀虫、解毒、止痒之功，也属以毒攻毒吧！

薏苡仁治疝

辛稼轩初自北方回朝，官建康，忽得癫疝之疾，重坠大如杯。有道人教以取叶珠，用东方壁土炒黄色，然后水煮烂，入砂盆内研成膏，每用无灰酒，调下二钱，即消。沙随先生晚年亦得此疾，辛亲授此方服之，亦消。然城郭人患不能得叶珠，只于生药铺买薏苡仁，亦佳。

——张世南《游宦纪闻》

有后人注此案的叶珠即为薏苡仁，但从行文看，显然不是，薏苡仁只不过是叶珠的替代品，叶珠究为何物，不得而知。著名词人兼将领辛弃疾患癫疝，是被一个道人治好的，药虽只简单一味，用法却挺复杂，先炒（还得同东方壁土），再煮烂，然后研成膏，最后用无灰酒调服。沙随先生就是程迥，也是南宋的著名学人，晚年也得了这毛病，辛弃疾转授此方治愈。作者张世南与程迥有些亲属关系，因此本案当属可信。著名老中医胡天雄先生评本案时认为，如果是小肠疝用薏苡仁来治疗应该没有这么快的，文中的癫疝或许是现代医学的鞘膜积液，这种推断是有道理的。

特别有意思的是，清代梁章钜在《浪迹丛谈》中记载了这样一则趣事：他寓居扬州，寓所的主人患了疝疾，他回忆以前自己也得过这种病，是别人告知用荔枝核煎汤内服治愈的，于是授之以此法，结果无效。有一天翻看旧书见其中夹有一张纸条，所写内容即是辛弃疾以酒服薏苡仁治疝之事，但他忘了抄自何书。他就把这张纸条给了寓所的主人，此人照方配药而服，五日即愈。

有人重用薏苡仁复方汤剂治愈急性睾丸炎，可证薏苡仁治疝并非虚言：林某，23岁，右侧睾丸突起肿大如鸡蛋，局部红肿热痛，触痛明显，行走不便，伴恶寒发热，大便秘结，小便短赤，舌红苔黄腻脉滑数，重用薏苡仁60g，及橘核、荔枝核、牛膝、黄柏、川楝子水煎服，三剂病告痊愈。（兰有明等《中医杂志》2011年第23期）

薏苡仁看似平淡，但利水、化痰、散结、解凝之功绵里藏针，不可轻视。

茵陈治胆道蛔虫病

徐某，男，11岁。1972年3月12日诊，患儿因上腹阵发性钻顶样疼痛2天前收入我院内科病房，经检查诊为胆道蛔虫病，给予阿司匹林、维生素 B_6 口服，阿托品肌注等法，疼痛仍阵发。其家长视其不忍，遂请余治疗。症见患者右上腹钻痛，捧腹蜷卧，无腹肌紧张现象，触之疼痛，伴恶心呕吐，视舌诊脉，胆道蛔虫病确诊无疑，即投茵陈45g，嘱家长速取药服之，当日下午3点顿服药液150mL，约2分钟后，上腹剧痛发作，家长以为药不对症，又来请余，余到病房，患儿已安然无恙，触之无疼痛感。次日家长告之。患儿未再疼痛，要求出院。经治疗后，3年未发。后来患儿家长将此方介绍给他人，屡试屡效。其子至今已过而立之年，未再复发。

——袁聿文《湖南中医杂志》1992年第3期

在常用的杀虫药中我们没有看到茵陈的身影，本文作者却用茵陈屡次治愈胆道蛔虫病，本例患儿的家长也将此方介绍给他人，亦收到满意疗效，可见这一方法禁得起验证，疗效可靠。我们所知道的茵陈，其专长是利湿退黄，经过适当的配伍，可治疗一切黄疸。

茵陈最早载于《神农本草经》，味苦性平微寒，基本功效就是清热利湿退黄，也就是说其清利肝胆湿热的力量大。茵陈既不杀虫，也不像乌梅那样味酸伏蛔，更无通便驱虫之功，为什么能治疗胆道蛔虫病，而且疗效堪称惊人呢？这可能就是因其具有极为强大的利胆之功，因利胆而退蛔，使得蛔虫不敢逆流再进。当然，茵陈也有一种特殊的味道，我们不排除蛔虫因不喜这种味道才避而远之。

五脏藏精气而不泄，六腑传化物而不藏，而脏与腑相为表里，五脏若有实邪，皆通过与其相表里的腑而得以排出。因胆为肝之腑，这就是说，无论肝经湿热多重，都可以通过胆来排泄。急性黄疸型肝炎，未有不用茵陈者。吉林通化名老中医陈国恩先生，治疗黄疸型肝炎向来都是霹雳手段，药味不多，一般不超过 10 味，但每用茵陈成人剂量常常在1000g 以上，疗效卓著，往往很快肝功和黄疸指数恢复正常。

由此，我们是不是可以得出这样的结论，胆囊炎、胆结石，甚或胆息肉，无论有无黄疸，都可以大胆使用茵陈，来疏利胆道而祛疾。

当然，不管是清热除湿，还是疏肝利胆，总之茵陈退黄首屈一指，无论黄在皮肤、黏膜还是尿液。但，不止于此！有一次，一位患者找我诊脉，说到最后没什么明显的不舒服，唯视口中黄薄腻苔久久不去，刮之亦不能除，心中不安，要求治疗。以半夏泻心汤为主化裁一方，服一周复诊，没什么变化。加入草果再服一周，仍无动静。我有点犯难了，借故去卫生间，一路慢走，苦苦思索。路过化验室门口，见一黄疸患者迎面走来，忽然心有所动，即转身回去。

仍用半夏泻心汤加茵陈 30g，结果如我所想，黄苔一周退净。
还有一次，一位腰间盘突出辨证为湿热腰疼的患者，开始用四妙散加味，复诊时注意到舌苔黄厚而腻，于是转方为当归拈痛汤，之所以选此方，除了它利湿止痛之外，能让我想起它，主要是因为方中有茵陈。再复诊时，黄腻苔明显退去，腻苔去湿即去，腰痛还会不减吗？

玉米须治肾病水肿

某，男，37 岁，于 1957 年 11 月 27 日入院。于入院前 3 个月余，面部开始水肿，尿量少，尿色深黄，食欲不振。起病前无明显诱发原因。入院检查：面部及颈部水肿，心肺正常，无腹水，肝脾未触及，下肢有凹陷性水肿。尿蛋白定性（++++），红细胞（+），白细胞（++），少数蜡状管型，蛋白定量 11‰，胆固醇 11.5mmol/L。酚红排泄试验：2 小时 29%。

治疗经过：入院后经各种西药如氯化铵、利尿素、高渗葡萄糖、钾盐等治疗皆无效。至 1958 年 9 月，患者呈高度全身凹陷性水肿，有腹水。至此患者病已年余，以玉米须 60g，先用清水洗净，然后加水 500mL，服煎液，1 次服完，早晚 2 次，同时服用氯化钾 1g，每天 3 次。1 个月后，全身水肿消去大半，尿量由每天 200mL 增至 2700mL，体重由 70kg 降至 51kg。尿蛋白定性（+ ～ ++），红细胞（-），白细胞（-），管型（-），蛋白定量 2g‰。血浆白蛋白 20g/L，球蛋白 24g/L，非蛋白氮 24.1mmol/L，酚红试验由 29% 升至 59%。再继续服用玉米须 3 个月，水肿全消，遂去疗养院休养，在门诊随诊 6 个月，水肿未再发，已恢复轻度工作。

——马永凯《中华内科杂志》1960 年第 6 期

　　显然这是一例肾病重症，已经露出了肾衰竭的端倪，西药治疗无效。一味玉米须，令生机在悄然之间慢慢重现，最后起死回生。其实绝大多数人都有意无意尝过的，只要你吃过煮玉米，上面一定或多或少残留些玉米须，有淡淡的甜味，无病吃了也没有关系。本案中没说用的是干品还是鲜品，根据所述时节推断可能是鲜品。60g 煮水一次顿服，一天两次，也就是说每天的用量是 120g。

　　张择创制紫玉饮治疗慢性肾炎，紫金牛（全草鲜品）50g，玉米须 50g（鲜品），水煎成饮料，日服 4 ～ 6 次，连续服用 1 ～ 6 个月。服用时间的长短根据病情的稳定程度而定。长期服用者，须贮存干品，干品剂量各用 30g。以此方治疗十余例慢性肾炎患者，均获良效。紫金牛，又名平地木、矮地茶，为紫金牛科植物紫金牛的茎叶。（《长江医话》）

　　朱良春先生也善用玉米须。他认为玉米须有利尿、利胆、降压、降血糖之功，此外，尚能促进血液凝固，增加血小板数；对于慢性肾炎，服用玉米须煎剂（每用干品 100g，加水 1200mL，小火煎煮半小时，约得 500mL，过滤后分 4 次喝完，以上为 1 日量），坚持 3 ～ 6 个月，可使浮肿逐渐消退，尿蛋白减少或消失。因此，本品可作为肾炎、高血压、糖尿病、肝胆疾患以及部分血液患者自备的常用饮料。

　　其实最常用最善用玉米须治疗肾病的是岳美中先生，曾多次谈到其用玉米须治疗肾病，不过与本案不同的是岳先生更倾向于施治于儿童效显，成人效差。他说："我多年临床经验，本品用于15岁以下男女慢性肾炎儿童，坚持服用6个月，不需要服其他中西药品及针灸，基本可达到治愈，再适当地休养一个时期（约3个月），则可恢复健康，不致复发。20年来我治疗了几户贫困家庭之子女，延医购药困难，积年累月不愈者，单服玉米须得到痊愈，追踪几年，都在健康地上学。"岳老还说："此药在秋季很容易大量收到，晒干后备用。病家可自己采备，很经济。在多年经验中，亦唯经济困难者，才能坚持服此药，才能达到治愈。因为经济富裕者，延医买药不难，不能长期守服此药，数日更一医、换一方，不知慢性肾炎，长期不愈有伤正气，应调护其正气，使其伤损由渐而复。假使中途易辙，培补不终，甚之操之过急，继以损伐，其结果不但会延长病期，甚至导致恶化。所以我几年中治愈几个儿童的慢性肾炎，多是经济不足的家庭，能持久守方不替，才收到预期的疗效。"

像肾炎这种慢性难治性疾病，不要奢望速效，欲速则不达。贫穷家庭想必是无奈之下不得已守方不弃，却最终治愈，真是不幸中的万幸。这说明正确的坚持很重要。

玉米须有很好的降脂、降糖、降血压作用，利水泄浊消肿，味道甘淡馨香，祛邪的同时能够扶正，良药也。既能用于高血压、糖尿病，也可用于肾炎、肾病综合症甚至早期肾功能衰竭，因此，其适用人群相当广泛，只不过因其至贱和效慢被医患双方都大大忽视了。

方向如果选对了，剩下的就是坚持了。坚持，才是王道。玉米须水味淡还微微有点甜味，并不难喝，价格也极为低廉，甚至不需用钱即可得到，为什么难坚持呢？关键的问题是不相信，不相信或摇摆不定，是难以坚持太久的。《素问·五脏别论》云"病不许治者，病必不治，治之无功矣"，说的就是这个意思。

　　某年，哈尔滨一名工人患肾病，坐火车去北京找岳美中看病，岳先生给患者开的就是一味玉米须二两每天泡服代茶，谁料患者完全不相信一味玉米须就能治好肾炎，于是认为岳老是骗子，破口大骂。而岳老心平气和地对患者说："我从来不骗人，我知道你是工人。你来北京找我是为了治病，你照我开的药方吃半年，如果病没有治好，我赔你的损失，赔你往返火车费！"周围的患者也都极力劝说，称岳大夫是好人，不会骗人。患者悻悻而去。

　　这个患者虽然千里迢迢去找岳老看病，但他并没有真正相信岳老，更没有相信这一味简单的草药。所以即便是岳老下了保证，其病也恐难治愈。没有信任，何来坚持！

玉竹治高血压心脏病

龙某，女，63岁，1960年4月19日入院。自称1年多来左偏头痛剧烈发作，屡治不效，面红泪汪，目睛刺痛，不能起床，睡眠不宁，经常心悸，食欲不振，舌色干红，呻吟不休，脉细数而弦，血压192/116mmHg。住院后经西医诊断为高血压性心脏病，治疗3天无效，改用中药。4月21日处方：肥玉竹1斤，水13碗，慢火煎至3碗，分多次1日服完。次日头痛大减，睡眠安好，口舌已润，虚火渐潜，精神好转，泪亦止，能起床，脉转和缓。仍照原方连服3剂，23日头痛心悸罢止，脉和。共服10剂，血压降至152/100mmHg，痊愈出院，给以地黄丸1星期量出院后服用。后跟踪观察，出院后9个月未复发。

——李世珍《新中医》1969年第3期

玉竹是一味养阴清热药，有时在复方中出现，一般来说，难独担大任。如《本草新编》说："萎蕤（即玉竹）性纯，其功甚缓，不能救一时之急，必须多服始妙。"而且特别强调"用于汤剂之中，冀目前之速效难矣"。但本案一味玉竹的超大剂量应用及其应如桴鼓的疗效，完全打破了我们简单粗浅的习惯认知。在本书《麦冬利水消肿》一文中，使我们对麦冬有了新的认识，此案中的玉竹同样令人难忘。没错，麦冬、玉竹都是滋阴药，但这样应用，似乎在我们的意料之外，仔细想想又好像还在情理之中：终究都是用在了阴亏之证上啊！其实除了玉竹、麦冬之外，生地、白芍、石斛等都在同一个养阴清热的世界里，又有着极为鲜明的个性色彩！中药的药性归类是一个人为的过程，替代只是在某种条件下某种程度上的临时权宜之计，每一个药都是独特的，没有任何一味药能完全替代另一味药，没有。

　　上案是用大剂玉竹治疗高血压性心脏病的头痛，主要表现为头痛、面红、目痛、流泪的头部症状。再看一例以玉竹为主药治疗冠心病心绞痛的医案："某女，56岁。患者因胸闷、气短、心前区疼痛1年余，心绞痛反复发作2天，于1991年8月17日入院。心电图示冠状动脉供血不足。主要症状及体征有胸闷、气短、心尖区第一音减弱。诊断：冠心病心绞痛。经静滴能量合剂及丹参液，口服消心痛、心痛定，症状及心电图不能完全改善，改用玉竹汤（玉竹30g，党参30g，红花25g，丹参30g，桑枝25g，黄芪30g，炙甘草10g）治疗1月余心电图完全恢复正常，自觉症状消失，治愈出院。"（姜佐红《医学信息》1995年第4期）从行文来看，这可能不是一个纯中医写作的医案：症状描述过简，没有舌象脉象记录，因而缺乏中医的辨证依据及结果。从药物组成及使用后有效的结果看，这应该是一例气阴两虚兼血瘀的胸痹，无论是从症状表现还是从剂量上，都没能体现出玉竹的重要作用。倒是原文的题目《玉竹汤治疗顽固性心绞痛30例》，让我们感觉到重用玉竹可能在冠心病治疗上有使用的机会，当然具体使用的时候恐怕还是要辨证，即便不是纯阴虚至少要有阴虚因素的存在。

山东的秦东风中医说，他们重用玉竹治疗中风多例，取得了非常满意的疗效。典型医案如："吴某，男，56岁。1994年4月20日初诊。患者1月前出现左侧肢体不遂，语言蹇涩，左手麻木，头痛头晕，心烦失眠，身倦乏力。曾服温胆汤、镇肝息风汤等中药，病情无好转，左侧肢体不遂逐渐加重。查体：反应迟钝，面红目赤，左侧鼻唇沟变浅，左上下肢肌力0级，肌张力减弱。舌红无苔，脉细涩。辨证为气阴两虚，痰瘀阻络。重用玉竹治之，自拟毓灵汤：玉竹60g，熟地、当归各30g，山萸肉、天花粉、党参、乌梅、丹参、地龙、白芥子、茯苓各15g。水煎服，12剂后左手指能轻微活动，继以上方加减，服药60剂，左侧肢体灵活，诸症消失。"（秦东风等《浙江中医杂志》1997年第2期）

本案前面已经从化痰通络、平肝息风等角度处方论治无效，且阴虚表现很明显，故重用玉竹效果良好。《神农本草经》说玉竹"主中风暴热，不能动摇"，《本草便读》说"搜风散热诸治，似非质润味甘之物可取效也……唯玉竹甘平滋润，虽补而不碍邪，故古人立方有取乎此也"。《本草新编》也说"中风之症，葳蕤与人参并服，必无痿废之忧"。此患者如果让我来诊治，可能会取河间地黄饮子重用生地，今又学玉竹法，则治阴虚中风又多一招。

既然前人早已明言玉竹可治中风，那《神农本草经》在玉竹"主中风暴热，不能动摇"后面说的"趺筋结肉"当可解释为中风后遗症日久关节的拘挛变形或伴有肿大者。我想起有人用玉竹泡酒饮服治腰腿疼痛、类风湿，应是与玉竹的此功效有关。当然说到底还是阴虚或有热者方可，寒湿、虚寒者恐难奏效。

郁李仁治失眠、梦魇

按宋史钱乙传云：一乳妇因悸而病，既愈，目张不得瞑。乙曰，煮郁李酒饮之使醉，即愈。所以然者目系连肝胆，恐则气结，胆横不下。郁李能去结，随酒入胆，结去胆下，则目能瞑矣。此盖得肯綮之妙者也。

——李时珍《本草纲目》

不寐自古为多发之病，也非易治之疾，《内经》仅十三方即有一方为治失眠者，于此可见一斑。至汉《伤寒杂病论》更是有多方治疗难眠不寐，唐宋以下，方药更多。但钱乙此案颇奇，用药亦奇。首先"恐则气结"就不太好理解，《内经》说的是"恐则气下"。可是仔细想一下，又觉得很有道理——人在恐惧的时候，身体会本能地蜷缩，身体收缩体内之气自然也因此收缩聚结。身体的伸缩由筋来完成，而筋由肝胆所主。郁李仁大家都不陌生，但它真的不是一味常用药。在我个人的经验里，似乎只有在用散偏汤的时候才能想起它。没想到的是，它还能治失眠。

本案的叙述比较简单，说的是一产妇因惊吓得病了，也没说什么病，反正后来病好了，却留下了失眠的毛病。按照通常的理解，这是一例惊恐不寐，抛开舌脉症不谈，首先想到的方子可能是温胆汤或柴胡加龙骨牡蛎汤。钱乙的治法出人意料，用酒煮郁李仁，饮之使醉。他的理论是恐则气结，胆横不下，郁李仁去结，酒引之入胆，结下则胆复位，故愈。

对于钱乙的解释，我最初不太理解，自然也就没有学会他的用法。直到有一天，看到了顾丕荣老先生的医案，于恍然之间似乎开了点窍——某男患，30岁。1982年12月初诊，患者起病于10年前，每于寐中两手拍动，两足敲床，梦话叫喊，纳谷不馨，曾在多家医院诊治，理化检查均无异常，中西药治疗均不见效，经人介绍来诊。察舌质淡红，苔薄黄腻，脉弦滑。症属湿痰困阻脾胃，肝与胆相为表里，胆气不疏，肝系缭乱，以致肝魂不宁，治拟燥湿化痰、利胆和胃以宁肝魂，温胆汤加酒浸郁李仁治之：半夏10g，陈皮10g，茯苓10g，炒枳壳10g，远志6g，竹茹6g，石菖蒲9g，炒枣仁10g，钩藤12g，炒谷芽、炒麦芽各12g，酒浸郁李仁3g，7剂。上方服三剂，梦话、拍手、敲足已基本消失，嘱继服上方7剂，病已若失。（张志银《世界中医药》2009年第5期）这是什么病呢？这不就是梦魇吗？我们东北话就叫魇着了。顾先生另有其他严重梦魇或惊恐难眠的验案，皆于辨证方中加酒浸郁李仁3g，量并不大，但皆有奇效。

不管是梦中惊恐难醒还是因惊吓而不眠，顾先生皆称其为"肝系缭乱"。我觉得顾先生使用酒浸郁李仁应该是受钱仲阳案的启发，只不过顾先生将使用范围扩大了，即用于一切惊恐的睡眠异常。

郁李仁治失眠、梦魇

远志止痛

余治一胖妇患痛经数年，诸药殆尽罔效，乃别开生面，选用志通（远志去芯）半斤，泡白酒慢慢温饮。服药后，长期难眠之状即除，一料药酒饮尽，痛经若失，次年即孕。

——陈源生《陈源生医论医著》

陈源生先生说，古人云远志去芯，有通彻上下之功，故凡服一般调经药而无效者，服之有奇效。本案患者痛经而肥胖，多半是痰湿阻滞，远志化痰加白酒温通，一个屡治不效的疑难病症就这样解决了。

远志温补心肾、安神益智，我们熟悉的基本上都是这方面的使用，如《千金要方》中的定志丸、枕中丹，《赤水玄珠》中的读书丸，《万病回春》中的状元丸，《张氏医通》的远志丸，组成中都有远志，远志这个名字充满着强心健脑、发愤图强的励志色彩。

但事实上远志的祛邪作用可能要大于它的补益作用，比如解毒化痰、清利湿热消肿等，有人将其用于乳痈、疮疡、带状疱疹等外科疾病。吴随记医生治疗一例膝关节滑膜炎，主要表现为关节肿痛活动受限，伴低热乏力畏寒自汗，舌淡红苔白滑，脉虚数。治以益气化痰、清热散结，选方为陈士铎的"四神煎"加味。四神煎当然是治鹤膝风的名方，方中本有远志，但与原方不同的是他重用了远志，与黄芪等量，都为60g，3剂服尽，肿痛若失。（《河南中医》1990年第4期）显然益气仗黄芪，化痰靠的就是远志。

《中草药通讯》1973年第3期有一篇文章，报道了仅用一味远志彻底治愈一例麻风病。黄某，女，41岁，患瘤型麻风13年，双尺神经肿胀，刀割样疼痛，双手不能伸直活动，严重影响睡眠，尺神经如钢笔杆粗，质地硬实，触痛明显。曾服去痛片，注射止痛剂，普鲁卡因封闭，蜡疗，可的松等治疗6个多月，只是暂时止痛，症状从未消失。后单用远志2两煮服，每晚1剂，服2剂后，神经剧痛即见缓解，局部肿胀及触痛减轻，神经体积逐渐变小，服第5剂后，症状完全消失，能参加体力劳力，追踪4年余，未见复发。唯双侧尺神经未能复原，仍有筷子尾粗，但无痹痛和触痛。

这个疗效可以用惊奇来形容，我们不但看到了远志解毒、化痰、消瘤的强大功效，而且止痛的能力也远非一般药可比。

以上几则案例，会带给我们无限的启示，如果你是个有经验的医生，那么你一定会想到有一些你治疗过但疗效不如意的疑难病可以考虑换远志上阵了。

远志止痛

皂角粉治急性乳腺炎

　　北京军区梁锡才君，原籍安徽定远永宁集，镇上居有族亲后裔孙朝发，孙君祖上业医，收存秘方甚丰。孙君将家传治急性乳腺炎一方告梁，梁用后多效。1966年1月，余与梁来往甚密，每谈及医事，遂告余。

　　牙皂，不拘多少，研为粗末，纱布包之如黄豆大，浸于白酒内，塞于患侧鼻孔，每隔2～3小时更换1次。若遇发高烧者，取麻黄9g，煎水1大碗，1次饮下，覆被取汗。

　　据梁云此法适应症为急性乳腺炎初起，自溃者无效。梁以此法，经治多例，均获愈。

　　刘某，女，28岁，工人，病历号7611591。

　　1966年4月28日诊。因发冷发烧，左乳疼痛而就诊。检查，左乳内侧红肿，有压痛，左腋下淋巴结肿大。体温38.5℃，白血球9000。诊为左侧急性乳腺炎。

　　处方：牙皂粉10g，如法塞入左鼻孔内，每隔2～3小时1次。另用麻黄12g，水煎300mL，1次饮下。

　　4月29日，自述闻药后四五小时，乳痛减轻，左腋下淋巴结疼痛亦减，喂乳时已不太痛了。检查：体温37.5℃，白血球7000。嘱继续如法闻药。4月30日，来诊时已愈。

——王毓《偏方奇效闻见录》

皂角最能通窍。通窍之药甚众，多为芳香之物，昂贵者如麝香，价廉者如白芷。但皂角与之不同，其气辛温雄壮，取用多为状如野猪獠牙者，故名猪牙皂，容易让人想到简单粗暴，实则不然，如用得法，取效颇速，且在桴鼓之间。

临床中有治阵发性室上性心动过速者（心悸），有治急性腰扭伤者，有治呃逆不止者，有治口眼㖞斜者，有治异物卡喉者，有治鼻塞不通者，皆取皂角粉搐鼻取嚏，快速得愈。

邪热壅结在乳房，以致肿胀热痛，用皂角粉纳鼻，借以通肺窍（肺开窍于鼻）而乳之热结得消，这很容易让人想到"肺朝百脉"，那是不是肺窍通百窍？乳亦有窍，乳窍通则气机畅，气机畅则郁热消。

按照本案的介绍，我觉得用上此法之后，有可能会打喷嚏或流鼻涕，有了这种反应更有利于气机的通畅，也就是说更有利于疾病的快速痊愈。当然，所流之涕也可理解为致病的痰浊外出，之后邪去正安。

我一直搞不清楚皂角和皂荚的关系，请教过一些药剂师也莫衷一是。查了下《本草纲目》，李时珍的意思是，一物二名也！

泽兰治阴翻

　　阴翻属少见之症，治亦无成方。笔者曾治1例，郭某，因难产，而形成外阴翻肿，在某医院经用药物治疗数天无效而延余诊治。视其外阴翻肿，色泽瘀紫不鲜，形如蚌蛤，触之坚硬不软，自觉微有热胀感，左侧重于右侧，舌暗红苔灰，脉沉涩，此为阴翻。因症在新产，时值寒冬，乃寒凝血瘀，络脉不通所致。治以温经散寒，活血消肿。处方：泽兰叶50g煎汤，置于盆内，乘热熏洗，每天1次，每剂煎2次，6日痊愈。

　　　　　　　　　　　　——刘海涵《黄河医话》

　　《黑龙江常用中草药》明确写着泽兰治疗"产后阴翻"。此案用一味泽兰治疗瘀血肿大的组织，这不由得使人心生联想，是不是也能够治疗肿大的肝脏、脾脏呢？

　　李时珍总结前人的论述，发现泽兰可治产后金疮内塞、产后腹痛、产前产后百病、妇人劳瘦……所以李时珍说泽兰为妇人良药。的确在临床中我们可以发现，泽兰被用于痛经等妇科病较多。再看一则医案，似乎也可以看出泽兰的"亲女性"特点：杨某，女，40岁，产后下腹部阵发性疼痛，恶露甚多。采鲜泽兰叶1两，水煎服下，痛减，服2剂后即愈，恶露随着减少，7天后干净，乳汁也逐渐增多。(《赤脚医生杂志》1977年第1期)

泽漆治肝癌

　　某女，28岁，农民。因腹部胀痛40天，于1991年8月15日收住本院内科，住院号：1274。

　　病者于7月初略感右腹部胀痛，伴压痛，纳差，曾在本县人民医院拟诊"结核性腹膜炎"治疗半月，纳差、腹痛加重，经徐州市四院腹部CT扫描示：肝脏弥漫性结节样变，查AFP为430ug/L，余（－）。入院时面色苍白，消瘦脱形，右腹作胀疼痛，两腿轻度浮肿。舌淡紫苔白，脉细弱。查体：T36.6℃，P82次/分，R20/分，BP10.7/8.0kPa，贫血貌，浅表淋巴结不大，巩膜苍白，心肺（－）。肝上界在第五肋间，下界在锁骨中线肋下1cm，有压痛，中等硬度，表面不光滑。腹软，无移动性浊音，两下肢见可凹性水肿。查B超示肝脏呈弥漫性结节变，AFP为560ug/L。诊断：原发性弥漫性肝癌。

　　治疗经过：针对患者病情，中医辨病为癥积，辨证为气血两虚，痰瘀内结。治之先予益气养血剂煎服，并输入新鲜全血400mL，经2周调理，乏力感消失，纳食增加。随即予鲜品泽漆500g水煎，取汁400mL分早、晚2次服用。当晚腹痛胀满加重，半小时后泻下较多黑色腥臭味黏液便，泻后周身爽适。隔 3 日，再用鲜品泽漆 500g，又泻下秽浊物。1 周后再用，无秽浊物可下，精神渐好，面色红润，饮食如常。以后坚持以干品泽漆 30g 佐益气养血化瘀之品煎服，隔日 1 剂，连用 2 月。至 12 月复查 AFP 220ug/L，CT 扫描肝脏结节消失见较密集微波。嗣后隔 3 日一剂，再服 2 月中药，病者未诉特殊不适。1992 年 4 月查 AFP（－），随访 4 年，现已能劳动。

——高志良《江苏中医》1997 年第 2 期

泽漆又名猫儿眼睛草、五朵云，其主要的功能就是利水，按照《神农本草经》的描述，表里之水皆可利之。《金匮要略·肺痿肺痈咳嗽上气病脉证治》篇有"脉沉者，泽漆汤主之"，此前一条为"咳而脉浮者，厚朴麻黄汤主之"，显然，张仲景用泽漆汤是来治疗咳嗽的。可能是受这条经文的启发，当代医家不乏用泽漆治肺癌，特别是肺癌伴有胸水者。泽漆全国很多地方都产，药源丰富，但却不是一味常用药，加之多数人认为有小毒，所以使用的人并不多，治疗肝癌更是少见。但虽少见，此案也非孤例，本案是用泽漆治疗早期肝癌，另有人以此药治愈晚期肝癌，令人侧目。

王某，男，48 岁。于 1984 年 3 月 2 日入院。两个月前无明显诱因出现右上腹胀痛，食欲减退，日渐消瘦，偶有发冷发热，时有稀便，但无脓血便。经服中西药保肝治疗不效而入院。既往无传染病史，体温 37.5℃，脉搏 85 次 / 分，呼吸 20 次 / 分，血压 17/12kPa（130/90mmHg），轻度贫血貌，神志清，心肺无异常，腹部平坦、肝肋下 3cm，质中硬压痛，未扪及包块，腹部移动性浊音阳性。血常规：白细胞 9×10^9/L，中性粒细胞 0.75，淋巴细胞 0.25，甲胎球蛋白阳性，HBsAg 阴性，尿便常规正常。B 超示：肝右叶可见 3cm×3.2cm 较强回声团，界欠清楚。诊断：原发性肝癌。予中西医结合治疗 7 周，病情加重，出现血性腹水，肝脏可扪及 6cm×8cm 肿块，质硬。双足部浮肿。腹水病检，查到癌细胞，因出现恶病质，又去青岛医学院附院诊断为原发性肝癌晚期。自动出院，后事已备，卧床无人扶助已不能自行翻动。此时从民间得一偏方：用猫儿眼睛全草（鲜品约 500g）切碎，白公鸭 1 只煮汤约 2000mL，频吃肉喝汤，约于 1 周内服完。初期宜少量，1 汤匙汤及 3～5g 鸭肉，2～3 周即可适应，再渐适当加量服之，以保持 24 小时大便 2～3 次，无恶心呕吐为度。患者服药半月已可下地活动，食欲增加，每天大便 3～4 次，稀臭并夹有少量烂肉样物，服至第 6 周可自行到门外散步，维持上述 1 周用量，连续服用 8 个月症状消失，可参加一般性体力劳动。患者又坚持服药 4 个月，一切症状消失。复查肝脏肋下未扪及，B 超检查无异常，腹部无液性暗区。停药至今 7 年，一切正常。已能参加体力劳动。（李凤山等《吉林中医药》1992 年第 3 期）

肝癌被称为癌中之王，病情重，发展快，颇难治愈。但以上两例原发性肝癌，一女一男，一早期一晚期，医院已经束手无策，却均用民间偏方，以大剂量鲜泽漆彻底治愈，颇值玩味。

《肘后方》说泽漆治心下伏瘕，这里已有治疗肝胃部肿瘤的意思。

除此之外，泽漆还可用来治疗颈部淋巴结核，即瘰疬。那肿瘤的淋巴结转移是不是也可以治疗呢？这个可以去验证。

　　以上两例原发性肝癌，所使用的鲜泽漆，剂量均为500g，平常干品我们用50g已经算得上重用了，500g有小毒的泽漆鲜品，没有点胆量还真不一定敢下方。当然，服用的方法和火候的掌握至关重要，可以说关系到治疗的成败。从服后的反应看，大量的泽漆有通便的作用，有形之邪由此得以排出。患者体弱，既要保证有通便的效果，又不能大泻伤正，这是取效关键。

泽漆治肝癌

樟木治肺痿

　　杨大成，湖北武昌人，四十岁。久咳，肺脏功能渐失，遂成肺痿。来我处诊时，病已登峰造极，潮热盗汗，脉虚数，肌肉消脱，皮肤甲错，面目黧黑，稍动即气不接续，浊痰胶结，浓于黏糊。非旦不能平卧，连仰靠都不行，须双手撑床，曲背如虾状，以头向下，如小儿游戏翻筋斗然，不能寐，万分疲极时，作此状稍安。

　　所以然者，痰浊堵塞，无力搏出，必曲背向下，使肺体翻转，痰方稍松，气方稍通。予多方以求，清肺热，化肺痰，理肺气，润肺燥，补肺虚，遵依古方，与病消息，似效不效。

　　一日，杨与友人闲谈，闻某人病肺痿，系服樟木刨花治愈，恰好邻居木工正在使用樟木，拣拾一些刨花煎水，服一钟，是夜小安，于是深信樟木之效。翌日，拾一大包，约斤许，用大罐煎之，满饮两大碗，逾时腹痛泻利，大下特下，脉弱气微，不能动弹，奄奄一息。急请余诊。至则现虚败欲脱，急以止泻固脱救治。服药二剂泻止，勉进薄粥。自此，年余未平卧者，居然平卧，后以他药调摄，慢慢痊愈。

　　　　　　　　　　——冉雪峰《冉雪峰医案》

樟木入药并不罕见，能除燥痰治肺痿者，鲜有所闻！然前有他人治险，杨某效仿在后，小剂试服既获小安。于是放胆巨量服之，大下特下，痰浊从大便排出，虽险酿不救之祸，却也正是邪去正虚、药中病所的瞑眩反应。若以时间换疗效，小量缓服或可平稳收功。

芝麻花治疣

1960年秋，余左颈部忽生一疣，渐长至三分高，当时以无关痛痒，拖延未治。1961年暑假还乡，偶过芝麻地边，见其白花盛开，芬芳浓郁，忽忆及民间有芝麻花治疣之说，遂顺手采摘数枚，捏碎向疣体揉绕之，间隔三五日又擦一次，当时并无怎样感觉。迫至秋季始感到疣体由逐渐缩小而终致全部消除，更未留任何瘢痕，计前后为时不到三月，至今两年余未见复发。

嗣见本校进修班第六期经验交流集记载，朱伯诚同学在六年中用此方先后治疗（疣）三十余例，全部痊愈，三年内无一复发。其具体方法是取鲜芝麻花5～8个，捏碎在疣体揉擦之，每次擦15～20分钟，每天擦2～3次，7～10日后疣子逐渐消失。

——王焕生等《王正宇医疗经验存真》

王正宇先生在原文按语中说，此方法在明代以前即见于文献记载，李时珍在《本草纲目》胡麻花主治条下云："生秃发，润大肠，人身上生肉丁者擦之即愈。"可见关于疣的这种高效治法，古已有之，但使用范围并不广泛，令人遗憾。

　　芝麻花外用的方法，可以治疗寻常疣、扁平疣、丝状疣等各种疣，包括尖锐湿疣。有人用鲜芝麻花煎汤熏洗的办法治疗尖锐湿疣93例进行疗效观察，结果疣体完全脱落者达85例，痊愈率占91.4%。（白富贵等《中国皮肤病学杂志》1996年第5期）

　　这个治疗方法看来有效率颇高，几乎没什么痛苦，但可能受季节和地域的限制极大制约了其推广。

芝麻花治疣

珠兰根治狐魅

1971年余（傅再希）随江西医科大学迁往吉安青原山。彼地有一石匠之妻，年近四旬，患怪症已多年。自述18岁时，一夕梦一美少年，自言比她大两千多岁，因有夙缘，向她求婚。她此时似梦非梦，不敢推辞，遂行婚礼。宾朋满座，皆不相识，锣鼓喧天，觥筹交错，满房家具，红漆灿灿，而他人皆无所见。自后每夕必来，相与缱绻，带来佳果珍肴，更不必言。翌晨后，则一切如常。其父母忧之，为其择婿，欲藉此以断其往来。殊不知自嫁之夕起，其夫即不得近其身，若欲强行其事，则撕打怒骂，令人不得安生，白天尚可料理家务，至夜则入魅境，其夫虽在同床，亦听其狎媟，不能出一言制止，甚为苦恼，因此精神备受挫伤，竟成阳痿，凡此已近20年，从未生育。闻知江西医科大学迁来吉安，乃来求医，亦是如此，服药打针，不见效果。

彼时余住在精神科楼上，该科护士龚某告知此事，问有无办法？余曰："文献中曾有记载，可试治之。"遂邀余往视。观其容色，面黄肌瘦；候其寸口，三五不调。余乃私告护士，入夜以前，以治他病为名，取珠兰根塞入患者阴道，不告知病者以实情，可望治愈。适逢本院花圃种有珠兰，护士遂按余所嘱，取新鲜珠兰根洗净，略为捣碎，用纱布托住而不包紧，以妇科检查为名，塞置患者阴道中。次日患者曰，是夜梦中男子来时，用鼻子前后嗅了几遍，怒斥她曰："你听了坏人的话，想用药毒死我，我与你缘分已尽。"遂忿然径出，自后即未再来。近20年难以驱除的怪病，一旦遂绝。其夫阳痿病，服药亦见好转，夫妻感情渐复，远近莫不称奇。

——傅幼荣整理《古今名医临证金鉴·奇症卷》

傅再希先生为江西中医学院早期知名教授，学识渊博，亦有"活字典"之称。他留下的医案不多，此案为先生亲笔所写，并经后人整理发表，真实性应该是不容怀疑的。

显然这是一例极少见的怪病，在我的家乡肯定会被认为是"外客"之病，要请"大神"来"治疗"。

本文的原题是"梦与鬼交二十载，珠兰取根一夕除"，而在文末傅再希先生又说，此症即世俗所谓"狐魅"。"梦与鬼交"与"狐魅"应该是有区别的，《金匮要略》中有明文记载，桂枝加龙骨牡蛎汤治"女子梦交"，此处的"梦交"后世多解释为"梦与鬼交"。傅先生在案后论述中所举《本草纲目拾遗·珠兰》条："张篁壬云：中条山有老道士，教人治狐魅，有一女子为雄狐所祟，教以用珠兰根捣烂置床头，俟狐来交时，涂其茎物上，狐大嗥窜去，次日，野外得一死狐。道士云：此根狐肉沾之即死，性能毒狐，尤捷效也。"

《敬信录》载治狐魅方：“用梧桐油搽阴处自去，或用珠兰根搽之。”珠兰根所治皆言为狐魅。梦交与狐魅，二者之间似乎是有区别的。

傅先生也试图用“科学”去解释这一医案，但终是语焉不详。有趣的是关于珠兰根的这一独特作用，清末民初的医学家张山雷在兰溪中医学校任教时编的《本草正义》中也有叙述。他说：“珠兰，本不入药，唯芳香馥郁，人皆嗜之。据赵氏《纲目拾遗》引《花经》谓：其性有毒，止可取其香气。则今有摘其花蕊和入茗者，恐有流弊。盖产自南方多含毒质，其性喜温，必非可以常嗜之品。赵又谓其根可避狐媚，颇是小说家言，殊难深信。”可他话锋一转又说：“但闻人传说，竟有用此法而实验者，物理相制，容或有之，法载《纲目拾遗》可复按也。”说明张山雷先生是亲耳听到了用这个办法治愈狐魅的例子，于是又含糊其辞存其两说。

这一医案读来虽难免有寡闻之讶，却不可轻易以荒诞作结。仔细想想，中医的理论如果都能用所谓的科学来证明，那中医也就不存在了。

北京中医药大学高齐民先生引述他舅舅——一方名医赵仲凤的话说：“名医名在治病方法多。”我想起王维昌先生在世时不止一次颇为自得地说：“我治好的大神儿有好几个。”中医治病是应该有多种办法的，“宁可会而不用，不可用时不会”。

猪肾保胎

张某，女，年26岁，家庭妇女。从第1胎起，4年共怀5胎，每到第3个月，均不意而堕，曾服过中药若干剂亦无效。经用猪肾保胎方，诸恙咸安，至足月顺产一男婴。

使用方法：雄猪肾（猪腰子）1对，洗净，清水煮熟食，并饮其汤，连用2天（每天1对），即可安然无事。

——李凤翔《李凤翔疑难病治验录》

中医妇科专著很多，治疗习惯性流产的保胎安胎方剂亦复不少，但诚如李凤翔先生所说，应用于临床往往没有期待中那么理想。李凤翔自幼学医，行医70余载，享誉山东、内蒙古两地。他从民间得此猪肾保胎一味单方，通过40余例患者的实践证明，疗效确切。

李凤翔先生说，为免孕妇疑虑和恐慌，至危险月份前，可预先服安胎方药数剂，间日服3～5剂即可。李先生从保胎和心理两个方面着想，考虑可谓周匝。

民间用猪肾治肾及肾相关性疾病很多，如腰痛、耳鸣等，用治小产、滑胎，也还是仰仗其为血肉有情之物，补肾灌注胞胎，稳固根基而获效。

黎丰收医师报道其父黎思方先生善用猪肾治疗多种妊娠病，如恶阻（妊娠呕吐）、妊娠腹痛，当然也用其治疗滑胎，多与他药配合使用。如：王某，婚后5年，连续坠胎7次，每次均在孕后2～3个月，曾多次用中西药安胎治疗未效。现停经40天，有早孕反应，HCG（+），前来求治。家父嘱用猪肾1个，鹿角霜20g，5日1剂，连服10剂，3个月已过胎未坠，嘱其照前法，再服10剂，安然度过5个月。后思病家求子心切，为保万一，嘱其每10日食猪肾1个，盐少许，去鹿角霜，直到生产，后顺产1女婴，母女平安。（黎丰收《湖北中医杂志》1997年第2期）

猪为水畜，肾为水脏，为先天之本，而其内寄相火阴阳相济，最能充分体现函阴抱阳的太极元义。太极是万物化生之源，人之始生自在其中。猪肾易得而药源又广，取材不难，但从安全和药源的纯净考虑，现在最好取农家散养猪为上，这对很多人来说就有些难度了。

说到肾能固胎，也有使用驴肾的，但此肾非彼肾。纪世卿在《黄河医话》中有篇文章介绍了此法："余于临床，每遇滑胎患者，常以驴肾焙干研面于未孕或妊娠后出现滑胎征兆时内服，每服6g，日服1次，5天为1疗程，服1个疗程即可。屡试屡验。"中医习惯上常将一些雄性动物的外生殖器称之为肾，此肾即为驴的阴茎和睾丸。阿胶为驴皮所制，可养血安胎；驴肾则为补精强肾安胎，可谓各有其妙用。

竹沥化痰可救急

先父宗维新早年开业时，有邀出诊者云：患妇症危，速去急拯。予父随之急往。至其门，闻哭嚎喧嚣，料已病逝。邀医者称：患妇青壮，素体康健，甫病二日，量不致死，冀能挽救于万一。父入室中，见病妇已卧正寝，床头焚化冥银，环室老幼捶胸顿足，哭号聒耳。扪其手足已冷，胸脘微温，唇青目瞪，额头汗出。诊其脉已不可得。细细循之，重按至骨，乃隐约可见。再启其齿，痰即溢出，黏连而下。急令家人速购竹沥4两。拭去痰涎，徐徐灌下，痰浊时时涌出，再拭再灌，约进两许，喉中痰鸣，鼻翼微动，药方进半，患妇呻吟，周身微汗，举家欢呼雀跃。遂开给清肺化痰之剂，病即霍然。师兄请问其由，父曰："患妇素健，甫病二日，邪气方炽，正未必虚，恐属邪气内闭，导致暴厥之候。待诊其六脉沉伏，口中痰涎，证属痰热郁闭，肺气膜满，不得宣降之实证无疑。故先用竹沥清热豁痰，以救其急，如再误片刻，当可窒息。竹沥乃临证常用之物，用之得当，亦可力挽狂澜。"

——宗修英《燕山医话》

竹沥化痰无人不知，但如果没有读到这样鲜活生动的医案，你绝不会想到竹沥有如此起死回生的神功。竹沥能化顽痰，挽狂澜于既倒，在这一点上，可能没有人比江尔逊先生感受更深了。

当代经方大家江尔逊先生宿患悬饮（大致相当于西医的胸膜炎伴有胸腔积液），也曾先后用香附旋覆花汤、控涎丹治愈。1939年，也就是他22岁的时候，这个讨厌而又不易除根的旧病又复发了，而且较历次尤剧。胸胁掣痛不可忍，咳嗽痰多。再照搬从前的经验服香附旋覆花、控涎丹皆无大效。呼吸、翻身胸胁痛如刀割，气喘痰鸣，痰涎稠厚胶黏，吐之不断，需用手拽。7天水米不进，势甚危险。他的师父也是他后来的岳父蜀中名医陈鼎三，考虑良久，说试试豁痰丸（唐宗海《血证论》方）吧，无竹沥以生莱菔汁代之，连服两煎，病无起色，于是对家人说：很危险，对后事应该有所准备。后来他师父应邀去往别处出急诊，师兄弟们则进行会诊，各出方药，最后江尔逊自己拿定主意：还服豁痰丸，但要制备大量竹沥。一半药汁一半竹沥，下午3时服药，连服两次，至半夜病已见轻，又服一煎，至天明病已大减，原来频吐不尽的黏痰竟消于无形。后用他药调理脾胃，慢慢康复。因为相信和坚持，江老在鬼门关上给自己捡回了一条命，半是他救半是自医。

江尔逊先生谈及这段往事，感慨系之，他说：此方（豁痰丸）轻清润降，豁痰涤饮，清热保津，看似平淡，实则奇妙，尤妙在重用竹沥一味，荡涤痰热之窠臼，开通饮热之胶结，功专力宏，迥胜于同类药物。

在后来的行医生涯中，江老以豁痰丸重用竹沥成功抢救了许多痰热胶结的垂危重症。在这次新冠病毒肺炎疫情中，据说经过解剖发现，有些患者是因肺中大量难以排出的痰液导致死亡，我在想，是不是豁痰丸或者说是竹沥在这场疫情的重症患者中存在着大量的使用机会呢？当然，这只是我的思考而已。

两年前，我治疗的一个肺癌患者，在经历一次外感后，痰液增多，本就虚喘无力，因而难以把痰咳出，每因努力咳痰而上气不接下气，患者异常痛苦，言生不如死。我犹豫再三，在原方中加入五支竹沥（市售成药鲜竹沥），因恐其寒凉伤正，加入适量生姜。很快就改善了局面，使治疗步入了平稳期。因此愈发深信，江老的亲身经验，足资借鉴。

紫草解蟾毒

　　1978年秋，宁乡干部张某晚上散会回家，不慎踩着一只癞蛤蟆。癞蛤蟆头部射出毒汁，溅入张某双眼内，当即剧痛、眼内发红流泪、视力突然模糊。无奈，深夜去县人民医院求治。医生少见此症，仅以药水冲洗，但无好转，仍疼痛难受，便建议求治于余。查其双目白睛混赤肿胀，热泪如汤，沙涩疼痛难睁。余回忆往年所治3例蟾酥入眼患者，每用紫草煎汁点洗即愈。遂用紫草1两泡水，扬之待凉洗眼，另以紫草煎汁点眼，患者经洗点之后，红痛大减。随后又用黄连解毒汤加紫草煎服5剂即愈。《本草拾遗》云"紫草性苦涩凉，可解疔疮毒，治蛇虫蜇伤"，故用以治蟾蜍毒汁伤眼，亦取奇效。药虽平淡，用之得法，可收奇效。

——文日新《长江医话》

　　王毓在《偏方奇效闻见录》中也载有一则蟾蜍浆入眼的医案，亦用紫草治愈，可见此法经得起验证。《本草纲目》蟾蜍条下说："其汁不可入目，令人赤、肿、盲，或以紫草汁洗点即消。"

蟾酥及蟾皮皆有毒，却是中医治肿瘤的常用药物。受此案的启示，若恐其中毒，则可在使用时加入适量紫草，以预解其毒。这并不会影响它的治疗作用，如同甘草可解诸毒，却方方皆用一样。

紫菀治便秘

蔡元长苦大肠秘固，医不能通，盖元长不服大黄等药故也，时史载之，未知名，往谒之，阍者龃龉久，乃得见。已诊脉，史欲示奇，曰："请求二十钱。"长曰："何为？"曰："欲市紫菀耳！"史遂市紫菀二十文，末之以进，须臾遂通。元长大惊，问其况，曰："大肠肺之传送，今之秘无他，以肺气浊耳，紫菀清肺，此所以通也。"此古今所未闻。

——施德操《北窗炙輠录》

蔡元长就是北宋宰相、书法家蔡京，有说宋四家苏、黄、米、蔡的蔡指的就是他。蔡京虽然患便秘，但不肯服大黄等泻药。蔡京肯定通些医术，以为大黄通便只是治标，虽能取效一时，停药如故，搞不好还损伤正气，故拒之。

在人们的一般观念里，都尚补恶伐，直至现在依然如此，所以各种各样的保健品、营养品、补品大行其道。不管当不当补，先补了再说，潜意识里觉得补不好也补不坏，估计蔡京也是如此。

史堪，字载之，四川眉州人，苏东坡的同乡。此人也是宋代的一位名医，当然那时候他还不出名，因此去晋见宰相的时候，被门人阻拦。"史欲示奇"，或许他事先就知道蔡京素不服泻药不得以别出心裁，或许他本就想故意玄技以示医术之高，于是向蔡京要了二十文钱买紫菀，蔡京一看竟然没开通便药，肯定想看看他葫芦里到底卖的什么药，自然应允。把紫菀研成末喝了，不长时间蔡京这大便就通了。紫菀最常与款冬花捉对使用，温肺止咳。蔡京想必也是知道的，而今名不见经传的史载之竟然用它治好了自己的便秘，自然吃惊不小。史载之的解释是：大肠为肺的传导之官，肺中浊气不降故便秘，紫菀降气清肺，所以大便就通了。

史载之因此一案而成名。

《内经》说："大肠者，传导之官，变化出焉。""肺与大肠相表里。"肺与大肠一脏一腑可相互影响，肺气不降可以导致大肠不通，故便秘。紫菀止咳降肺气，自能通便。杏仁也降肺气，在这里可不可代紫菀而行之呢？理论上也是可以的，何况杏仁含油润肠更能通便。

便秘，病在大肠可以治肺，那么反过来，咳嗽，病在肺，可否用通便治大肠的办法来治疗呢？当然也是可能的，这样的例子中医前辈那里有很多。不过这须在正确辨证后方可使用，有是证用是法，不可以意度之。这就是阴病治阳、阳病治阴、下病上取、上病下取的反复应用，这就是中医的奥秘。

《温病条辨》中有方名为宣白承气汤，以五色分属白代表肺，承气即为通便，此方既能清热降肺气又能通肠腑，所以凡属肺与大肠为病的实热证，不管是咳嗽还是便秘，或者同时存在，皆可治之。

左角发酒治尸厥

　　1980 年 10 月间，本院药剂师孙某陪建筑工人李某来诊，自述：每于理发修面，刀剪上及左侧发角即刻昏眩厥仆、不省人事，且面色苍白、四肢厥冷，经掐人中或频频呼唤，历十数分钟方渐渐复苏。如此已半年余，因而视理发修面为畏途。曾经中、西医医治无效，也不知为何病。余诊其脉，小弦而滑；察其舌，苔薄白腻，身形如常人。因思《素问·缪刺论篇》有："邪客于手足少阴、太阴、足阳明之络，此五络皆会于耳中，上络左角。五络俱竭，令人身脉皆动，而形无知也。其状若尸，或曰尸厥……剃其左角之发，方一寸，燔治，饮以美酒一杯……立已。"初未敢信其言，试处方，嘱其取本人左鬓角之发，瓦上煅存性，研细末，以上好白酒 1 杯冲服。一次觉舒，抚触左鬓角，略有昏眩，但不跌仆，不晕厥。复取另一健壮青年左角发，制服同前。3 次后，意获奇效，从此病未再发，乃信经典方中有如此经验，记之以飨同道。

——张绚邦《北方医话》

这样的案例可能终生难遇，但却再一次提醒我们绝不可轻易否定或忽略古人的理论与经验。

本案的尸厥颇似癔病性昏厥，表现特异的是非触左额角不发作，其他类型的昏厥不知是否会同样有效，比如泌尿性晕厥，希望有机会验证一下。大概只有亲人或好友才会采用此法，一般的患者未必信尔，十有八九还会腹诽：江湖医，旁门左道……

后记

我的这本关于单方医案的小册子就要复梓印刷了，在2023年的岁末得到这样一个消息，无疑给我平淡的心绪涂上了一抹亮丽的色彩，仿佛只有这件事让我觉得这一年没有白过。虽然书是以前写成的，出版面市最快也要等明年了，但此刻我就像一个历经风雨的农人，站在秋天的田野边上，望着即将入仓的谷物，内心充满渴望尽快收获的喜悦。假如现在我恰好面对一块点燃蜡烛的生日蛋糕或是一颗流星，我将一改以往不以为然的轻视态度而认真地闭目祈愿：希望这种喜悦以后每隔几年就能出现一次！我会为此努力下去的。

一本书从写成到出版，最多只实现了一半的价值和使命，剩下的部分来自读者阅读后的感受与收获，以及由此带来的思考和启发。后者到底有多少，我不知道，也无法预测。想到这些，我又变得诚惶诚恐，如果说我有什么奢望的话，那就是但愿每一位有缘读到此书的朋友至少没有失望。

感谢赵春杰大哥的及时引荐，使我得以结识中国中医药出版社编辑宋雨辉老师；更感谢宋老师的热情与专业使本书最终得以出版；还要感谢著名实战易学大家王虎应老师百忙中提笔赐序；最后，也要感谢我的妻子默默为我付出的一切。

王舒宇

2023 年 12 月于哈尔滨